앉기 · 서기 · 걷기

Sitting · Standing · Walking

앉기, 서기, 걷기
Pain-Free Sitting, Standing, and Walking

1판 1쇄 펴냄, 2019년 5월 10일
지은이 : 크레이그 윌리암슨
옮긴이 : 최광석, 권정열
디자인 : 김효선
인쇄 : 한영문화사
펴낸곳 : 소마코칭출판사
출판등록 : 2018년 10월 29일 / 제 2018-000058호
주소 : 서울특별시 동작구 동작대로7길 36, 2층 소마코칭스튜디오 (사당동) 07015
전화 010-9686-4896 / 메일 claozi13@naver.com / 홈페이지 somacoaching.kr

이 책의 한국어판 출판권은 Shambhala와의 계약으로 소마코칭에 있습니다.
저작권법에 의해 한국 내에서 보호를 받는 저작물이므로 무단 복제와 전재를 금합니다.
이 책에 나온 정보는 의료적 치료를 목적으로 하지 않습니다.
치료가 필요한 독자는 의사의 상담을 받아야 합니다.
책에 나온 운동을 시행하기 전 또는 시행한 후에 통증이 증가한다면, 의사의 상담이 필요하다는 징후입니다.

Pain-Free
Sitting, Standing, and Walking

Alleviate Chronic Pain by Relearning Natural Movement Patterns

Craig Williamson, MSOT

sitting
standing • 4
walking

Dedicated to

Adele and Paul Williamson

목차

Pain-Free Sitting, Standing, and Walking

역자 서문	*12 p*
서론	*20 p*

운동감각 인지

통증과 감정

효율적인 운동법

통증에 대한 조언

Chapter 1.

앉기 .... *31 p*

골반과 척추 개관	*34 p*
고관절	*44 p*
장골근과 요근	*46 p*
머리의 이동	*54 p*
척추 근육	*65 p*
바르게 앉기 위한 키포인트	*70 p*
앉기 운동	*71 p*

운동1. 누운 자세에서 요추 굴곡과 신전
운동2. 다리를 활용해 골반 들기
운동3. 누운 자세에서 고관절 굴곡
운동4. 고관절 굴곡과 골반 들기 결합
운동5. 의자에 앉은 자세에서 고관절 굴곡
운동6. 양손과 양무릎을 대고 엎드린 자세에서 목 신전
운동7. 의자에 앉은 자세에서 목 신전
운동8. 앉은 자세에서 파동 만들기

Chapter 2.

서기 93 p

중력과 인간 96 p
중심수직축 101 p
골반 102 p
척추 116 p
발 120 p
서기와 관련해 자주 묻는 세 가지 질문 128 p
고관절 중심으로 앞으로 굽히기 137 p
서기 운동 145 p

운동 9. 선 자세에서 하는 미니 스쿼트
운동10. 벽에서 하는 프랭크
운동11. 쉬운 한 발 슬라이드
운동12. 누운 자세에서 고관절 굴곡근으로 다리 들기
운동13. 수정된 양발 슬라이드
운동14. 발바닥 쓸기
운동15. 발바닥 아치
운동16. 엎드린 자세에서 목 신전과 회전
운동17. 양발과 양무릎으로 엎드린 자세에서 다리 들기

Chapter 3.

걷기 *167 p*

지구와의 연결성 — *168 p*

걷기 — *172 p*

발과 다리 — *176 p*

골반과 고관절 — *183 p*

바르게 걷기 위한 키포인트 — *201 p*

더 쉬운 키포인트 — *208 p*

걷기 운동 — *211 p*

운동18. 발가락 스트레칭
운동19. 누운 자세에서 고관절 신전
운동20. 선 자세에서 몸통 회전 1
운동21. 선 자세에서 몸통 회전 2
운동22. 선 자세에서 몸통 회전 3

저자 후기 *226 p*

sitting
standing
walking

Thanks to

나에게 도움을 준 아티스트들 덕분에 운 좋게도 이 책을 완성시킬 수 있었다. 먼저 사진사인 **트로이 루시아**Troy Lucia와 **노라 린지**Nora Lindsay에게 감사를 전한다. 두 사람의 장인과 같은 기술과 인내심 덕분에 이 책의 사진들이 완성되었다. 전문적인 해부학 그림과 명확한 비전으로 도움을 준 **커스틴 무어 헤드**Kirsten Moorhead에게도 감사함을 표한다. 고맙게도 무언극 댄서인 **카렌 몬 타나로**Karen Montanaro는 이 책에 나오는 운동의 모델이 되어 주었다. 언어적인 측면에서 훌륭한 조언을 해준 시인 **조나단 와이너트**Jonathan Weinert에게도 감사함을 전한다.

끊임없이 엄청난 가르침을 전해주는 **나의 고객들과 학생들**에게도 감사함을 전한다. 근처에서 또는 먼 곳에서 살면서도 나를 고무시키고 북돋워 주는 **친구들에겐** 감사하다는 말로 이 마음을 다 표현하지 못하겠다. 그리고 **언제나, 나의 가족들**에게 감사함을 전한다.

Preface

역자 서문

"소마란 무엇인가?"로 시작되는 역자 서문을 담은 『소마틱스』를 2012년 7월에 번역/출간한 후 벌써 7년의 시간이 지났다. 그동안 소마틱스 분야의 책만 총 4권 더 번역하였다. 리사 카파로의 『소마지성을 깨워라』, 리즈 코치의 『코어인지』, 마샤 피터슨의 『15분 소마운동』, 크레이그 윌리암슨의 『근육재훈련요법』이 그것이다. 올해 소마틱스 분야의 양서 3권이 더 출간 될 예정이다. 린다 하틀리의 『바디마인드센터링 입문』, 모세 펠덴크라이스의 『움직임을 통한 인지』, 그리고 이 책 『앉기, 서기, 걷기』가 그것이다.

『소마틱스』를 출간한 이후로 국내에서 소마틱스 분야에 관심을 갖는 사람들이 조금씩 많아지고 있다. KS바디워크소마틱스 연구소(www.bodywork.kr)를 통해 소마코칭(소마틱스 자세코칭) 전문가 과정을 진행하고 있는데, 참가하는 전문가들의 직업군이 다양해지는 것을 보면서 이를 실감한다. 예전엔 물리치료사, 작업치료사, 교정전문가가 주로 신청했던 강좌였는데, 요즘엔 요가 또는 필라테스 강사, 마사지사, 피부미용사, 스포츠 전문가, 상담사, 의사와 한의사, 몸에 관심 있는 일반인까지 다양하게 강의를 듣는다. 아직도 소마틱스는 마이너한 분야이지만 "자기감지, 자기인지, 자기교정을 통해 자기주도적"으로 건강한 삶을 찾는 이들이 조금씩 늘어나고 있고,

그들에게 바른 정보를 제공해줄 수 있는 전문가들이 많아지고 있다는 것은 고무적인 현상이다. 역자 또한 이러한 흐름에 일조를 하고 있다는 사실에 보람을 느낀다.

그동안 번역했던 책들은 주로 전문가가 아니면 이해하기 쉽지 않게 서술되어 있지만, 이 책 『앉기, 서기, 걷기』는 해부학이나 인체 논리에 대한 지식이 없는 일반인들도 얼마든지 쉽게 따라할 수 있게 구성되어 있다. 그러면서도 소마틱스의 본질을 놓치지 않고 있다는 점에서 번역을 시작했다.

사실 나는 늘, 소마틱스 분야는 "내 안에서 답을 찾는 사람이라면 누구나 쉽게 접근할 수 있어야 한다"고 주장한다. 다만 건강 분야에서 사람의 생명을 다루는 전문가들이 "움직임의 효율을 높여가는 과정"으로써 소마틱스를 활용하기 위해서는 해부학과 운동학을 기본으로 좀 더 엄밀한 자세/체형 분석론을 배워야 한다는 점도 무시할 수 없기 때문에 강의가 어려워질 수밖에 없었다. 이 책을 번역/출간함으로써 일반인들도 누구나 참여해서 배울 수 있는 워크샵("앉기, 서기, 걷기 탐험"이라는 이름으로 2019년 5월 12일부터 시작)도 마련할 예정이다. 그러면 전문가를 위한 "소마코칭 전문가(엠사+소마코칭)" 자격 과정과 일반인을 위한 "앉기, 서기, 걷기 탐험" 워크샵이 적절히 균형을 이루게 될 것이다. 물론, 이 둘은 서로 떨어져 있지 않다. 소마틱스는 단지 머리로만 이해해서 되는 분야가 아니라, 시간을 두고 체화시키는 과정이 필수불가결하기 때문이다. 그러니 전문가라 해도 일반인 워크샵을 통해 체화의 계기를 갖는 편이 낫다.

전문가 자격 과정과 일반인 워크샵뿐만 아니라, "소마에너지명상"이라는 회원제 프로그램을 소마코칭 스튜디오(www.somacoaching.kr)에서 누구나 배울 수 있도록 해놓았다. 소마에너지명상 수업에서는 소마틱스 원리가 반영된 "움직임 재학습"과 함께 동양적인 에너지무빙(기공), 그리고 에너지명상(호흡명상)까지 체계적으로 배울 수 있다. 요가나 필라테스처럼 회원제로 진행되기 때문에 시간을 두고 차근차근 소마틱스 원리를 체화하고 정기신(몸, 에너지, 마음)을 건강하게 하고 싶은 사람이라면 일반인, 전문가 상관없이 누구나 신청해서 수업에 참여할 수 있다. 이 소마에너지명상의 원리를 담은 책인 『선앤숨』과 『소마코칭』도 곧 출간될 예정이다.

소마틱스에서 말하는 소마soma는 "내적으로 경험되는 몸"이다. "외부에서 3자가 바라보는 몸"인 바디body와 대비해서, 소마를 "1자 관점의 몸"이라 정의한다. 그렇기 때문에 소마가 건강하다는 것은 "1자" 즉 "자기자신"이 편안하고 부드럽게 몸을 활용할 수 있다는 의미이다. 움직임이 부드러워지기 위해서는 자신의 움직임을 인지awareness할 수 있어야 한다. 허리 근육을 수축하여 골반을 끌어올릴 수 있어야 하고, 오른쪽 어깨를 위로 올리면서 왼쪽 어깨는 이완할 수 있어야 한다. 긴장된 몸 때문에 의외로 이 단순한 동작을 못하는 사람들이 많다. 토마스 한나는 이런 현상을 감각운동기억

상실증SMA, sensory-motor amnesia이라 하고, 크레이그 윌리암슨은 비기능적 움직임패턴DMP, dysfunctional movement patterns이라 정의한다.

SMA와 DMP는 그 이름은 다르지만 본질은 같다. 바로 자신의 움직임을 제대로 인지하지 못하게 하는 장애물이 SMA와 DMP이다. SMA에 대해서는 토마스 한나의 『소마틱스』, DMP에 대해서는 크레이그 윌리암슨의 『근육재훈련요법』에 자세히 설명되어 있다. 전문가라면 소마의 문제, 즉 편안한 움직임을 방해하는 장애물인 SMA 또는 DMP가 발생하는 신경근 원리를 이해하고 있어야 한다. 여기에 다양한 인체 시스템에 발생하는 고정패턴holding pattern, 트라우마에 의해 발생하는 심인성 통증psychogenic pain, 그리고 보호반사에 의해 잔재하는 반사적 긴장reflexive tension 등이 얼마나 다양하게 소마 문제에 관여하는지도 이해해야 한다. 하지만 이런 전문적인 내용을 몰라도 이 책에 나온 탐험exploration과 운동exercise은 얼마든지 할 수 있다.

앉기, 서기, 걷기는 인간이 매일 하는 동작이다. 햇빛과 물을 매일 접하면서도 그 중요성을 간과하는 것처럼, 앉고 서고 걷는 동작을 매일 하면서도 우리는 그 원리도 모를 뿐만 아니라 중요성을 간과한다. 의자에 앉아서 골반을 앞뒤로 움직일 때 척추를 타고 머리까지 전해지는 파동, 서 있는 자세에서 골반이 전후, 좌우로 이동하거나 전방 또는 후방으로 기울어졌을 때 아래쪽으로는 다리를 지나 발까지, 위쪽으로는 흉곽을 지나 머리까지 어떤 움직임이 흘러가는지 인지할 수 있는가? 걸을 때 발바닥의 족궁과 무게지지선의 역할, 엉덩이와 허리 근육의 관계, 다리의 움직임과 몸통 회전의 연동, 손과 발의 협응, 그리고 코어와 말단의 연결성을 인지할 수 있는가? 여러분은 이 책을 통해 방금 말한 것들을 하나하나 체화시킬 수 있을 것이다.

인간이라면 누구나 어머니 뱃속에서부터, 그리고 태어나 발달과정을 겪는 과정에서, 자연스럽고 부드럽게 움직이는 법을 체화한다. 그래서 앉고, 서고, 걷는 동작의 밑바탕에 얼마나 복잡한 진화론적인 사건이 내포되어 있는지 잘 모른다. 모든 것이 DNA에 각인된 프로그램에 의해 자동적으로 진행되기 때문이다. 이러한 발달 움직임패턴developmental movement patterns에 대해 관심이 많은 전문가라면 조만간 출간될 린다 하틀리의 『바디마인드센터링 입문』을 참조하기 바란다.

발달 움직임패턴이라는 거창한 내용을 이해하지 않아도, 앉기, 서기, 걷기의 밑바탕을 이루는 좀 더 세부적인 동작들을 매일 조금씩 트레이닝하다 보면, 일상 자체가 소마틱스 수련으로 바뀌게 될 것이다. 이 책을 시작으로 소마틱스의 기본을 체화하게 되면, 다른 책들에 소개되어 있는 기법들에도 도전해 보기 바란다.

소마틱스는 하나의 학문이고, 이 학문 안에는 다양한 기법들이 존재한다. 토마스 한나의 소마운동, 리사 카파로의 소마학습, 리즈 코치의 코어인지, 크레이그 윌리암슨의 근육재훈련요법,

그리고 펠덴크라이스 요법과 알렉산더테크닉 등은 소마틱스 부페에서 즐길 수 있는 다채로운 메뉴들이다. 자신의 움직임을 탐험하기 위해서는 모험 정신이 필요하다. 여기서 소개한 기법들 중에 자신에게 맞는 것을 찾아 시도하고 시도하다 보면, 어느 순간 잔여긴장residual tension이 없는 상태에서 부드럽게 흘러가는 움직임이 일어날 것이다. 다양한 기법보다는 하나의 기법을 제대로 체화하는 게 중요하다. 그렇게 시도하는 중에 "몸의 현존"이 일어나면 "마음의 현존" 또한 뒤따르며, 고요한 내면을 지닌 채 변화하는 세상에서 살아갈 수 있는 큰 힘을 얻게 될 것이다.

인간이 지닌 모든 질병 또는 문제가 단지 고유수용감각을 통한 움직임 인지, 또는 운동감각 인지 원리에 의해 해결될 것이라고 보진 않는다. 인간의 몸에는 물리적인 차원과 에너지 차원뿐만 아니라, 영적인 차원과 마음의 차원, 그리고 현대 과학과 지구에서 발생한 그 어떤 학문으로도 아직 파악하지 못한 "그 어떤" 차원까지 중층으로 연계되어 있다고 여기고 사는 것이 낫다. 그래야 지금 현재 내가 겪는 고통, 갈등, 문제가 저 밖에 있는 육체 전문가, 에너지 전문가, 감정, 영혼, 마음 전문가와 온갖 신비주의 박사들의 힘만으로 온전히 해결될 수 없다는 "위대한 포기"를 할 수 있기 때문이다. 외부로 향한 눈을 내부로 돌리는 "위대한 포기"를 하는 자, 그래서 "내 안을 향한 위대한 탐험"을 스스로 해나갈 수 있는 주도성을 갖춘 자가 진짜 어른이다. "자기 주도적인 삶"은 "자기 주도적인 움직임"이 바탕이 되었을 때 좀 더 쉽게 달성할 수 있고, "자기 주도적인 움직임"은 "좀 더 나은 웰빙 감각"을 선사할 것이다.

　　　"소마란 무엇인가?"라는 질문으로 여러 권의 책을 번역해 출간했고, 또 조만간 나의 생각이 담긴 『소마코칭』이란 책에서도 이 질문에 대한 나름대로의 답을 할 생각이다. 하지만 소마에 대한 질문만으로는 아무 것도 해결되지 않는다. 소마틱스는 체화의 학문이다. 생각만 하지 말고 지금 당장, 누운 자세에서 천골을 움직여 골반의 긴장을 풀고, 아치앤컬 동작을 하며 골반과 목의 움직임이 어떻게 연동되는지 느끼고, 의자에 앉아 골반을 앞뒤로 움직이면서 척추로 전해지는 파동을 느껴보라. 발바닥이 지면을 미는 힘에 의해 몸통이 돌아가는 것을 느끼며 맨발로 걸어 보는 것이 "소마란 무엇인가?"라는 질문에 파묻혀 시간을 허비하는 것보다 낫다. 그러니 당장 시작하라. 이 책의 탐험 1은 의자에 앉아 골반을 움직이는 것부터 시작된다.

　　　이 책을 읽는 여러분이 즐거운 탐험을 통해 모두 건강해지길 기원한다.

세 권의 책을 탈고하고
대만 여행에서 돌아온 다음 날
수원에서,

진성 **최광석**

prologue

서론

여러분은 이미 앉는 법, 서는 법, 걷는 법에 대해 잘 알고 있을 것이다. 하지만 매일 반복하는 이 동작들에 불편함을 느낀다면 뭔가 고민해볼 필요가 있다. 이 책에 나온 운동을 통해 여러분은 근육을 재훈련시켜 좀 더 효율적으로 몸을 움직일 수 있는 방법을 배우고, 어떤 근육이 제대로 활용되는지 인지하게 될 것이다. 근육 습관Muscle habits이 곧 움직임패턴이다. 자신의 근육을 습관적으로 과사용하거나 저사용하면 비기능적인 움직임패턴DMP, Dysfunctional Movement Pattern이 형성된다. 내가 쓴 책 『근육재훈련요법』을 보면 움직임패턴과 몸의 이동, 그리고 근육통의 원인에 대해 자세한 내용이 나와 있으니 참조하라. 『근육재훈련요법』을 통해 근육을 재훈련시킬 수 있는 큰 그림을 그릴 수 있지만, 그것을 모른다 해도 이 책에 나온 내용을 이해하는데 큰 문제는 없다.

인간은 자신이 움직이는 방식에 너무 익숙해져서, 현재 지니고 있는 비기능적인 움직임패턴을 잘 인지하지 못한다. 이는 앉기, 서기, 걷기와 같은 기본적인 일상 생활 동작에서 특히 그렇다. 하루 종일 아무 생각 없이 무의식적으로 하는 동작들이기 때문에 거기에 담긴 문제를 잘 인지하지 못하는 것이다. 인간은 어릴 때 이미 통증 없이 자유롭게 움직이는 법을 배웠다. 하지만 많은 이들이 성장

하면서 앉기, 굽히기, 기기, 쪼그리기, 서기, 걷기, 달리기 등과 같은 일상 생활 동작에 비기능적 움직임패턴을 쌓아 나간다.

몸은 쉽게 움직일 수 있도록 디자인되었고 또 프로그램 되어 있다. 따라서 살아오는 과정에서 여러분이 어떤 일을 겪었더라도 원래의 통증 없는 움직임에 대한 기억을 되찾을 수 있다. 단지 그 기억을 두드려 깨울 수 있는 자연스러운 움직임패턴을 익히기만 하면 된다. 이 책에는 자신의 근육을 재훈련시키고 움직임패턴을 개선시킬 수 있는 체계적인 접근법이 담겨 있다.

이 책에 담긴 움직임 탐험과 운동을 통해 여러분은 습관화된 근육 사용법을 개선시킬 수 있을 것이다. 내가 앉기, 서기, 걷기에 대해 가르쳤던 고객들 중 어떤 이들은 이렇게 말한다. "어떻게 하는지 보여주세요." "해야할 것을 말해주세요." 내 일은 어떻게 하는지 보여주는 것이 아니라, 여러분이 새로운 방식의 움직임패턴을 느낄 수 있도록 돕는 것이다. 그래서 스스로 몸의 감각을 느끼고, 몸이 하는 말에 귀를 기울일 수 있게 하는 것이 내 일이다. 그렇게 되면 몸이 알아서 어떻게 해야 바르게 움직일 수 있는지 알려 준다. 이러한 종류의 배움은 모방을 통해 얻어지지 않는다. 감각지성에 연결되기만 하면, 당신의 몸이 스스로 어떻게 움직여야 할지 알려줄 것이다.

운동감각 인지

신체의 정렬을 좋게 하고 바르게 움직이기 위해서는 정상적인 운동감각 인지kinesthetic awareness를 확보해야 한다. 운동감각이란 "움직임에 대한 느낌"이다. 나는 자신의 근육 활동을 정확하게 감지하지 못하거나 그 근육을 잘 이완하지 못하는 사람은 운동감각 기능장애를 지녔다고 말한다.『근육재훈련요법』2장엔 운동감각 기능장애에 대한 자세한 설명이 나온다. 여러분이 이 용어에 익숙하지 않다면 그 책을 읽어보길 권한다.

근육재훈련Muscular retraining이란 운동감각 재훈련이다. 운동감각 인지가 좋을수록 근육 기능도 좋아진다. 이 책에 나온 운동을 하면서, 이 운동감각 인지가 몸을 움직이는 방식, 근육을 활용하는 방법, 그리고 근육을 이완하는 능력을 개선시키는데 적용될 수 있도록 하라.

통증과 감정

몸, 마음, 정신은 서로 분리되어 있지 않다. 하지만 인간은 이들을 서로 분리시켜 바라보는 방식에 너무도 경도되어 있어서 몸의 통증을 해석할 때 혼동을 느낀다. 통증은 여러분이 정보를 얻는 하나의 방식이다. 통증은 신체뿐만 아니라 마음과 정신에서도 비롯된다. 통증은 여러분이 자신에 대해 무언가를 발견할 수 있는 계기를 제공해준다.

심리적 원인에 의해 발생하는 육체 통증을 심인성 통증

psychogenic pain이라 하며, 이 통증은 정말 흔하게 발생한다. 심인성 통증은 무의식적으로 자신의 생각과 느낌을 억압하는 데서 비롯된다. 이러한 억압이 생기면 통증에 대한 인지가 어려워진다. 인간은 자신의 운동감각에 대해 잘 인지하지 못하면서 감정적인 느낌 또한 잘 인지하지 못한다.

심인성 통증이라는 주제는 이 책의 범주를 넘어서지만, 정말 엄청나게 중요한 요소이다. 만성통증 문제에서 마음과 정신 문제가 관여되지 않는 경우는 드물다. 다시 말해, 마음과 정신이 아주 흔하게 만성통증의 기반을 이룬다는 뜻이다. 그러니 교정 운동을 할 때 자신의 통증이 순수하게 물리적인 몸에서 비롯된다는 착각을 버려라. 순수하게 신체적인 건강 문제는 드물다. 왜냐면 몸, 마음, 정신은 서로 연계되어 있기 때문이다. 이러한 사실을 염두에 두지 않으면 무의식적인 생각과 느낌을 제대로 인지하지 못하게 되고, 결국 자신의 통증 문제 또한 올바로 이해하지 못하게 된다. 그러므로 통증 문제를 다룰 때 억압된 감정과 정신의 문제를 늘 고려해야만 한다.

효율적인 운동법

이 책에 소개된 탐험과 운동은 난이도가 아니라 내가 발견한 최상의 학습 시퀀스에 따라 배치되어 있다. 그래서 어떤 운동은 쉽게, 또 어떤 운동은 어렵게 느껴질 수도 있다. 목표는 여러분이 편안한 상태에서 앉고, 서고, 걷는 동작을 할 수 있게 하는 것이다. 그렇게 될수록 여기서 소개한 운동법에 대한 의존도는 줄어들면서, 나중에 몸에 통증이 생겼을 때만 특정 운동법을 상기시켜 도움을 받을 수 있다. 또는 다른 많은 사람들이 그랬던 것처럼, 전혀 이러한 운동을 반복해서 하지 않아도 된다. 왜냐면 여러분이 배운 내용이 이미 앉고, 서고, 걸을 때마다 몸에 적용될 것이기 때문이다.

　　　　　책에 소개된 내용을 좀 더 쉽게 배울 수 있도록 탐험 exploration과 운동exercise을 구분했다. 탐험은 다양한 운동을 구성하는 퍼즐 조각의 일부를 스스로 발견할 수 있도록 고안되었다. 그러므로 이를 주기적으로 해서 탐험이 쉽게 느껴질 수 있도록 체화해야 한다. 탐험과 운동 사이엔 겹치는 부분이 많다. 이유는 둘 다 새로운 움직임패턴을 체화시킬 수 있도록 운동감각 인지를 활용하기 때문이다. 특정한 탐험이 자신에게 유용하다고 느껴지면 그 탐험과 관련된 운동을 주기적으로 하라. 준비prerequisite 과정으로써 특정 탐험을 한 후에 시작해야 할 운동도 있다. 하지만 각각의 운동과 탐험은 다음에 나오는 운동과 탐험을 위한 준비 과정으로 여기는 것이 좋다. 소개된 탐험들마다 기본 자세를 보여주는 사진을 첨부하였다.

　　　　　운동 설명란엔 반복 횟수를 적어놓았다. 적힌 횟수보다 더 많이 했을 때 자신에게 도움이 된다면 더 해도 된다. 기억해야 할 것은, 새로운 근육 습관을 들이기 위해서는 인지가 충만한 가운데 동작을 해야 한다는 점이다. 그러니 횟수보다 중요한 것은 인지이다.

　　　　　나는 변화 가능성이 부족한 티칭 기법이 오히려 학습 과정을 제한한다는 사실을 깨달았다. 가르치는 사람으로서 나의 목표는, 여러분이 이 책을 통해 도움이 되는 정보를 얻은 후 스스로 배우는 법을 배울 수 있게 하는 것이다. 모든 사람들은 자신만의 독특한 학습법과 이해력을 지니고 있다. 그래서 나는 고객과 학생에게 근육재훈련요법을 가르칠 때면, 계속해서 스스로 발견할 수 있도록 고무시킨다. 내가 선호하는 운동들 중 어떤 것은 내 티칭을 "잘못 해석한" 고객들을 관찰하면서 발견한 것이다. 아무 것도 모른 채 더듬거리다 넘어졌는데 뭔가 더 새롭고 나은 것을 발견할 수도 있다. 그러니 나는 내 고객과 학생의 "무지"에 늘 감사해 한다. 여러분도 이 책에 나온 설명을 단지 가이드라인으로만 삼아서 앞으로 나아가라. 절대적인 규칙이란 없다.

통증에 대한 조언

이 책에 나온 탐험과 운동은 여러분이 통증에서 자유롭게 될 수 있도록 고안되었다. 그러니 동작을 하다 통증이나 불편함이 생기면 속도와 노력을 줄여라. 몸에 존재하는 불필요한 긴장을 이완시키면서 통증 없이 움직일 수 있는 방법을 시간을 두고 스스로 발견해 나가라. 하지만 그래도 여전히 통증이 생긴다면 그런 운동은 건너 뛰어라.

이제 앉기, 서기, 걷기를 편안하게
익히는 여정을 시작해보자.

有眞人而後 有眞知

莊子

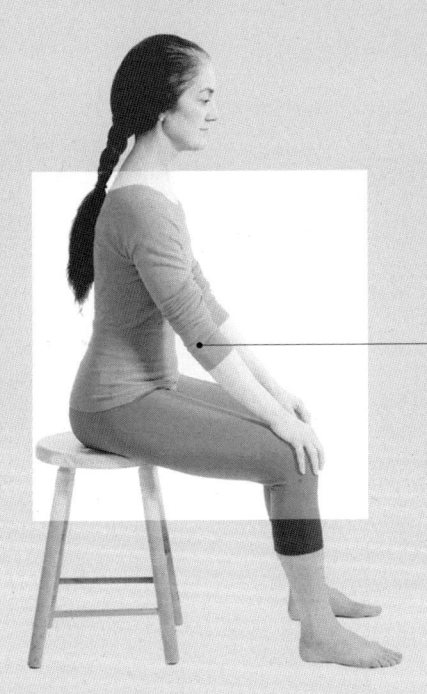

앉기

Sitting

여러분은 자신이 어떻게 앉는지
잘 살펴 볼 필요가 있다.
많은 사람들이 앉기를
일종의 활동으로 여기지 않는다.

하지만 앉을 때는 어떠한가?
이게 활동인가?
아니면 잠을 자는 것처럼 쉬는 것인가?

근육재훈련요법을 통한
바른자세 만들기

1장

앉기는 현대인들이 하는 가장 기본적인 동작이다. 현대를 살아가는 대부분의 사람들은 온종일 앉은 자세로 생활한다. 영유아 때부터 자동차 좌석에 앉아 생활하고, 또 커서는 몇 년 동안 교실 의자에 앉아서 공부하며, 어른이 되어서도 자동차나 기차에 앉아 직장에 출근한다. 일을 하면서도 앉아서 보내고, 집에 돌아올 때도 앉아서 온다. 물론 집에서 휴식을 취할 때에도 편안한 의자에 앉아서 보낸다. 앉는 자세뿐만 아니라 앉아서 하는 정신 활동은 특정한 문제를 일으킨다. 그건 바로 이들이 신체 감각을 무디게 만든다는 것이다. 나는 자신의 신체를 거의 인지하지 못하는 고객들을 자주 만나서 근육재훈련 요법을 해준다. 이들은 통증이 일어나는 순간까지도 자신의 몸을 잘 인지하지 못한다. 이는 우리가 속한 문화에서 자주 볼 수 있는 현상이지만, 그다지 정상적인 일은 아니다.

여러분은 자신이 어떻게 앉는지 잘 살펴 볼 필요가 있다. 이를 위해서는 자신이 어떻게 앉는지 인지awareness할 수 있어야 한다. 많은 사람들이 앉기를 일종의 활동으로 여기지 않는다. 예를 들어, 우리는 걸을 때 몸이 활동을 하고, 잠을 잘 때는 몸이 쉰다고 생각한다. 하지만 앉을 때는 어떠한가? 이게 활동인가? 아니면 잠을 자는 것처럼 쉬는 것인가?

앉는 것이 활동이라 여긴다면, 앉는 자세를 취할 때 몸이 어떻게 움직이는지 더 집중하게 될 것이다. 나는 자세라는 단어 대신 이동이라는 단어를 선호한다. 몸을 이동시키는 것은 순간에서 순간으로 일어나는 일종의 활동 또는 행위이기 때문이다. 이러한 이동을 인지하기 위해서는 의식 집중이 필요하다. 몸을 이동시키는 것을 스스로 잘 인지하지 못하는 이유는 무엇일까? 두 가지 주된 이유를 제시하는 것이 이해에 도움이 될 것이다. 몸, 마음, 그리고 정신이 서로 연결되어 있고, 그로 인해 우리가 무언가를 느끼고, 그 느낀 정보에 의해서 영향을 받는다는 좀 더 포괄적이고 존재론적인 이유가 그중 하나이다. 다른 하나는 자신이 움직이는 것을 인지하는 것과 자기가 자기를 이해하는 방식이 서로 다르다는 점이다. 인지라는 것은 순간에서 순간으로 존재하는 신체 감각의 일부이며, 건강하다는 느낌은 자신의 몸을 편안하게 움직일 수 있을 때 발생한다. 물론 이러한 인지가 모든 문제를 해결해 주는 것은 아니다. 때로는 어떤 문제도 인지만으로 해결되지 않을 수도 있다. 하지만 마음과 정신 안에 스스로 현존하며 그것을 인지할 수 있다면, 자신의 웰빙을 달성하는데 중요한 초석을 마련할 수 있다.

움직임에 대한 내적인 감각을 재학습relarn 하기 위해서는 자신의 몸 안에서 일어나는 일이 무엇인지 인지할 필요가 있다. 신체 부위의 이동과 관련된 기초 해부학을 이해하면 실제로 도움이 된다. 움직임을 만드는 근육과 뼈를 공부하고, 이들의 작용에 의해 생기는 움직임과 근육이 이완되었을 때 일어나는 일을 느끼는 것이 바로 움직임에 대한 내적인 감각을 재학습하는데 도움이 된다. 이를 통해 일어나는 일은 마법이 아니다. 그냥 상식이다. 실제로 이 과정엔 약간의 마법이 관여한다. 바로 운동감각 인지kinesthetic awareness 라는 마법이 그것이다. 운동감각을 인지함으로써 여러분은 자신의 몸을 좀 더 쉽게 움직일 수 있게 될 것이다.

A brief overview of the pelvis and spine

골반과 척추 개관

골반은 좌골반과 우골반으로 이루어져 있으며, 이들은 척추 최하단에 있는 천골과 관절을 이룬다. 어른의 좌우 골반은 장골, 좌골, 치골이라는 서로 다른 세 종류의 뼈로 이루어져 있다. (그림 1-1)

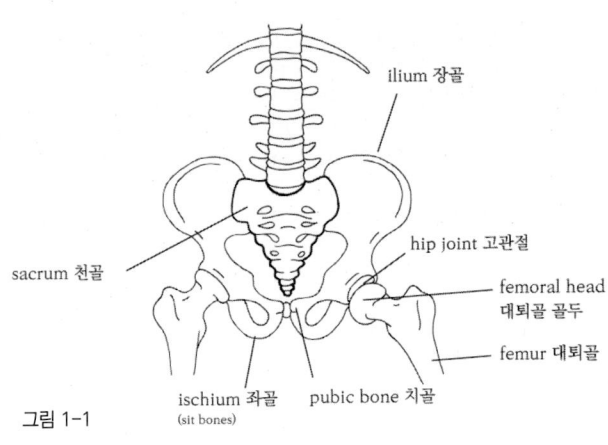

그림 1-1

의자에 앉을 때 골반의 좌골 결절이 바닥에 닿는다. 그림 1-1을 보면 좌골이 둥근 모양이라는 것을 확인할 수 있다. 좌골은 흔들의자 밑 부분에 있는 활모양의 둥근 막대와 비슷하게 생겼다. 양쪽 좌골 돌출부를 확인하라. 좌골 돌출부 하단은 상대적으로 평평하다. 앉을 때 골반과 척추가 바르게 정렬되기 위해서는 이 좌골의 평평한 부위가 바닥에 닿아야 한다.

천골은 골반의 일부로, 또는 척추의 일부로 볼 수도 있다. 의자에 앉으면 골반은 기반을 이루고, 그 위에 척추가 위치한다. 이는 골반의 기울어진 각도가 척추 정렬에 영향을 준다는 의미이다. 따라서 척추를 바르게 정렬하기 위해서 반드시 골반의 바른 위치가 확보되어야만 한다.

체간은 골반, 복부, 척추, 가슴을 합쳐서 부르는 용어인데, 골반과 척추는 체간의 일부이다.

골반의 움직임이 자연스러우면 그 위의 요추 또한 앉고, 서고, 걷는 동작을 할 때 자연스러운 만곡을 이룬다. 요추를 뒤에서 보면 전만곡을 이루고 있다. 보통 요추는 디스크, 관절, 인대, 그리고 요추뼈를 모두 아울러 부르는 용어이며, 전만곡을 이루고 있을 때 최상의 기능을 한다. 이 요추 만곡이 평평하게 되는 것은 요추의 정상적인 구조가 비틀렸다고 볼 수 있으며, 일자 요추가 되면 통증이 발생할 수 있다. 자연스러운 요추 만곡을 유지하거나 되찾기 위해서는 요추의 기반을 이루는 골반을 바르게 움직일 수 있어야 한다.

골반과 요추의 움직임을 이해하는 가장 쉬운 방법은 의자에 앉았을 때 이들이 어떻게 작용하는지 느끼는 것이다. 의자에 앉은 자세에서 느낀 정보는 서 있거나 걸을 때에도 적용할 수 있다.

다음에 제시하는 움직임 탐구를 통해 여러분은 자연스러운 골반 전위tilt를 감지하고 인지할 수 있는 방법을 체득하게 될 것이다.

앉기 탐험

탐험 1, 2, 3

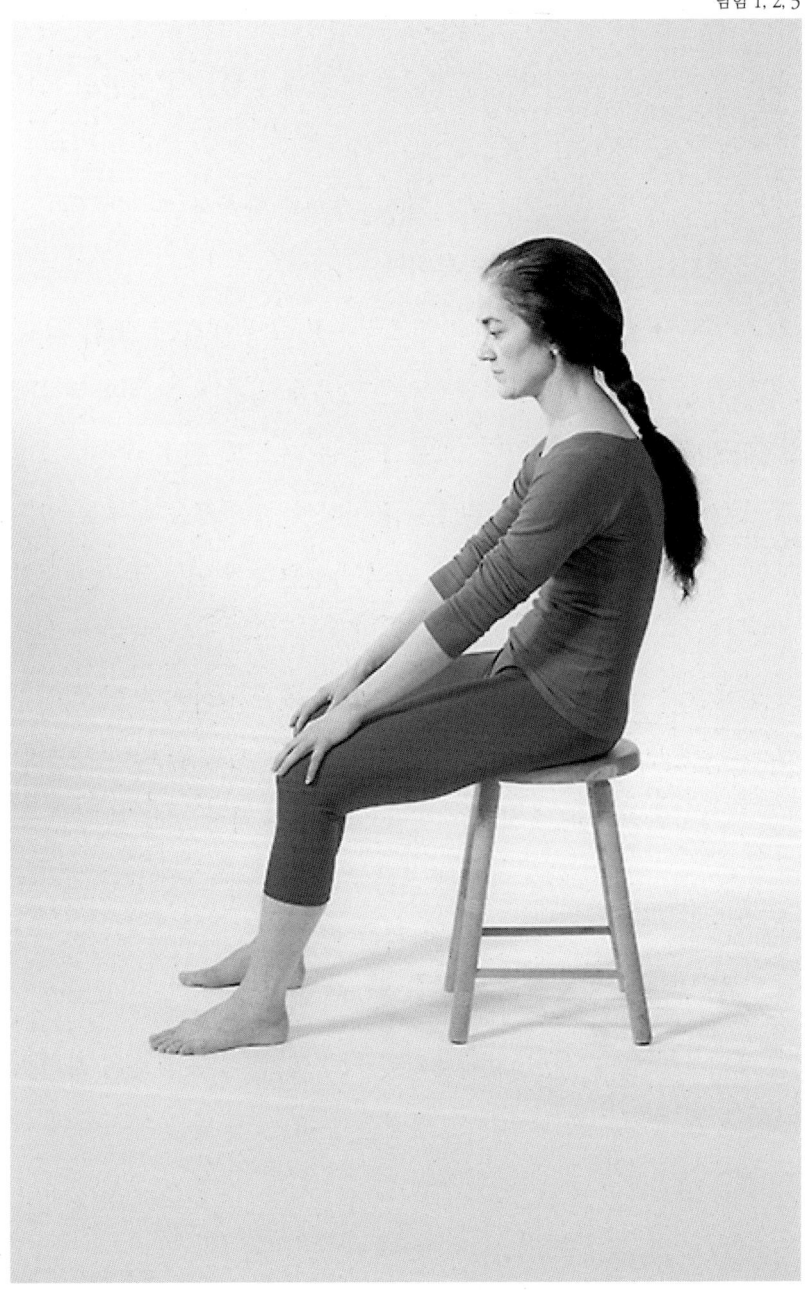

앉기 탐험

탐험 1, 2, 3

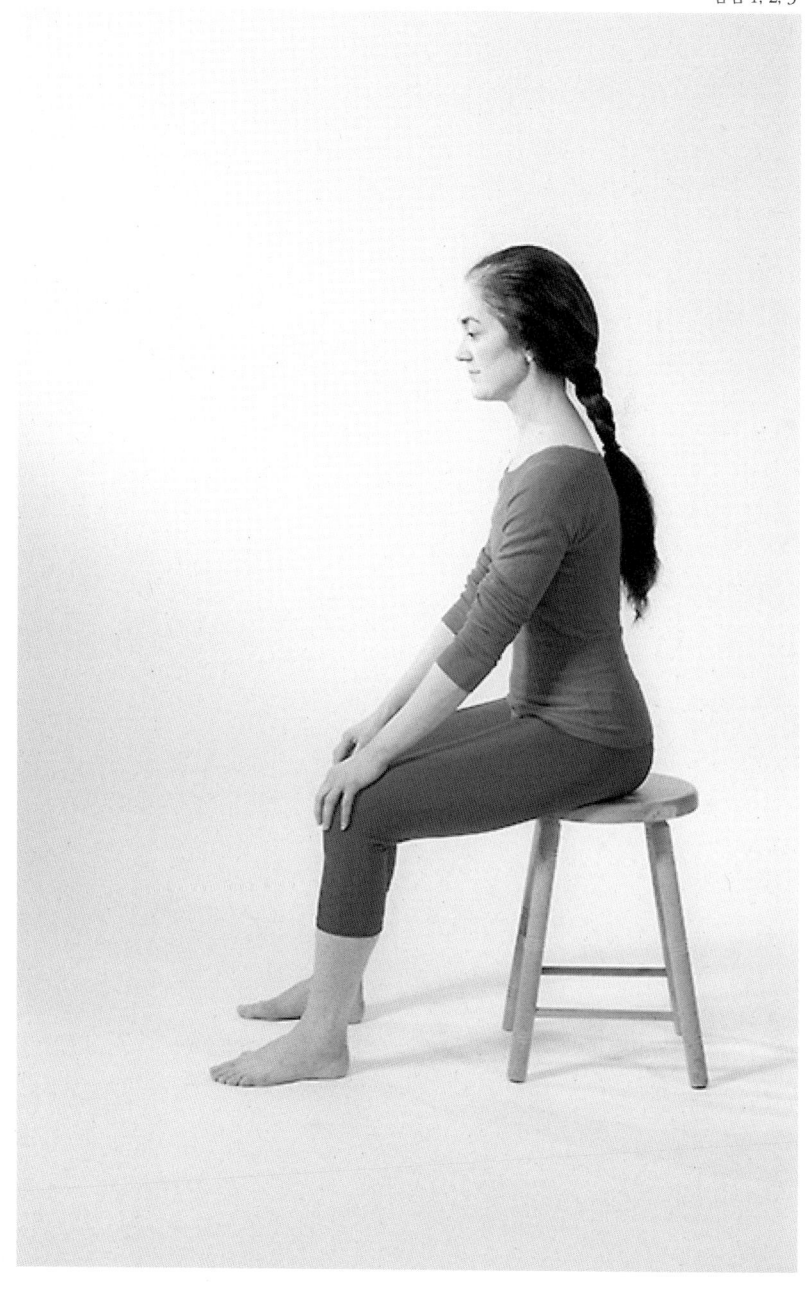

앉기 탐험

탐험 1, 2, 3

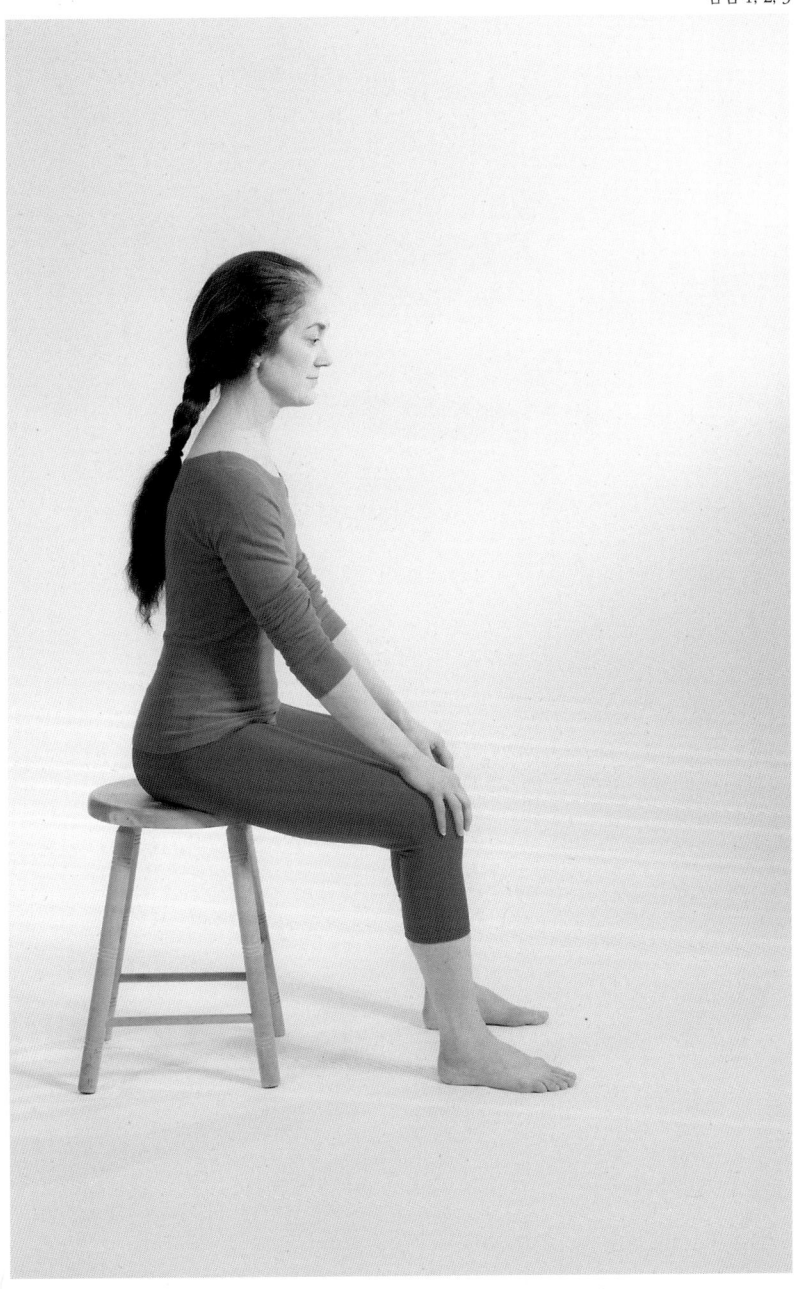

앉기 탐험 - 1

1 ──── 무릎을 직각으로 구부리고 앉았을 때 골반을 편안하게 안착시킬 수 있는 의자를 구한다. 의자 바닥은 딱딱해야 한다.

2 ──── 시작하기 전에 골반의 전방전위forward tilt or anterior tilt 와 후방전위backward tilt or posterior tilt 에 대해 명확히 이해해보도록 하자. 골반을 전방으로 전위시키라는 말을 들으면 여러분은 허리 바로 아래에 있는 골반의 꼭대기가 앞쪽으로 기울어지게 해야 한다. 반대로 골반을 후방으로 전위시키라는 말을 들으면, 골반 꼭대기가 뒤쪽으로 기울어지게 하면 된다. 내가 이 훈련을 시킨 고객 둘 중의 한 명은 전방전위와 후방전위를 거꾸로 이해했다. 골반을 앞으로 기울이는 것을 뒤로 기울이는 것으로 착각한 것이다. 이 책 전체에서 골반의 전방전위와 후방전위라는 용어를 반복적으로 사용할 예정이다. 따라서 여러분은 이 용어의 정확한 의미를 이해하고 있어야 한다.

3 ──── 먼저 골반을 후방으로 전위시켜라. 의자에서 공이 뒤쪽으로 굴러간다고 상상하면 된다.

4 ──── 다음엔, 골반을 전방으로 전위시켜라. 공이 좌석에서 앞쪽으로 굴러간다고 상상한다. 후방전위와 전방전위를 느리게 반복하면서 신체 다른 부위에 무슨 일이 일어나는지 관찰한다.

5 ──── 골반을 후방전위 시키면서 머리가 어떻게 앞쪽으로 떨어지고 가슴이 들어가는지 감지하라. 후방전위되면 골반 무게가 좌골 뒤쪽으로 떨어지면서 요추의 만곡이 역전된다. 머리가 앞으로 이동하고 가슴이 붕괴되어 상체가 구부정해질 때 허리의 근육에 어떤 느낌이 전해지는지 감지하라.

6 ──── 골반을 전방전위시키면서 머리와 가슴이 어떻게 자동적으로 세워지는지 확인하라. 이때 어깨를 뒤로 당기지는 않는다. 골반이 전방전위될 때 요추의 만곡이 증가하며 이에 따라 가슴과 머리가 바로 선다.

앉기 탐험 - 2

1 ───── 그림 1-1에서 좌골을 확인하면서 시작한다. 좌골 돌출부(결절)를 먼저 확인한다. 앞에서 이야기했듯, 좌골 돌출부의 앞쪽은 상대적으로 평평하다. 이번 탐험에서는 좌골의 각기 다른 부위로 앉았을 때 어떤 느낌이 드는지, 그리고 그렇게 앉았을때 척추에 어떤 영향을 주는지 감지한다.

2 ───── 탐험1에서 했던 것처럼 골반을 전방전위, 후방전위시킨다. 이 동작을 반복하면서 의자 위에 안착된 좌골에 가해지는 몸무게와 압력을 감지한다. 좌골에서 자신의 몸무게가 가장 집중된 부위가 있을 것이다. 바로 그 지점 위에 여러분의 좌골돌출부가 위치한다. 먼저 골반을 후방으로 전위시켜라. 의자에서 공이 뒤쪽으로 굴러간다고 상상하면 된다.

3 ───── 골반을 후방전위시키면 몸무게가 좌골 돌출부 뒤쪽으로 이동하는 것을 느껴본다. 후방전위를 과도하게 하면 결국엔 꼬리뼈로 앉게 된다.

4 ───── 골반을 전방전위시키면서 몸무게가 다시 좌골 돌출부를 지나 앞쪽으로 이동하는 것을 느껴본다. 계속해서 몸무게가 좌골돌출부를 넘어가면, 좌우 좌골 돌출부 앞부분의 평평한 부위로 앉게 될 것이다.

앉기 탐험 - 3

1 ——— 이제 가장 편안하게 앉을 수 있는 자세를 탐험한다. 먼저 몸무게가 좌우 좌골 돌출부 위에 가해지도록 앉는다. 그런 다음 골반을 조금만 앞쪽으로 전방전위시켜서 좌골 돌출부의 평평한 앞부분에 몸무게가 전해지는지 확인하라. 제대로 앉으면 작은 플랫폼 위에 골반이 위치한 느낌이 든다. 좌골 돌출부 앞쪽은 평평하기 때문에 그곳으로 앉았을 때 가장 편안한 느낌이 든다.

2 ——— 좌골 앞쪽의 평평한 부위로 앉았을 때 요추의 만곡을 확인하라. 이 자세에서는 요추가 자연스럽게 전만곡을 이룬다. 이렇게 앉는 것을 기준으로 삼아라. 자연스러운 요추 전만곡도 여기서 어렵지 않게 되찾을 수 있다.

3 ——— 1~2분 정도 좌골 앞부분의 평평한 부분으로 앉아 있으면서 가슴과 머리의 위치를 인지하라. 평소와 어떻게 다른가? 머리위에 하늘을 이고 움직인다고 상상해보라. 좌골 앞부분으로 앉은 자세에서 허리와 복부의 근육이 얼마나 이완될 수 있는지 실험해보라. 골반과 척추의 정렬이 바르게 될수록 허리와 복부의 근육은 일을 덜한다.

4 ─── 나는 이러한 골반 자세를 중립전위자세neutral tilt position 라 부른다. 이 중립전위자세에서는 골반 전위의 정도가 적절하며, 척추의 만곡은 가장 잘 유지되고, 머리 또한 바른 위치에 정렬된다. 어떤 사람들은 좌골 돌출부로 앉아 있으면서 바른 중립전 위자세를 취하고 있다고 착각하기도 한다. 사실은 골반이 후방전위되어 있으면서 바르게 앉는다고 잘못 배운 것이다.

the hip joint

고관절

방금 했던 탐험을 통해 여러분은 골반 전방전위와 후방전위를 배웠다. 이때 다리는 정지된 상태였다. 고관절이 둥글기 때문에 의자에 앉아서도 골반만 따로 움직일 수 있다. 골반 좌우에는 둥글게 파인 부위가 있고, 볼 모양의 허벅지뼈 위쪽 끝부분이 여기에 안착된다.(그림 1-1) 대퇴골이라고도 부르는 이 허벅지뼈는 볼 모양의 골두를 지니고 있다. 여기서 중요한 포인트는 바로 고관절이 둥글다는 점이다.

다리를 들 때 고관절 골두는 고관절 소켓 안에서 구른다. 골반이 전방전위, 후방전위될 때는 반대로 고관절 소켓이 고관절 골두 위에서 구른다. 고관절이 둥글기 때문에 볼은 소켓 안에서 어떤 방향으로도 구를 수 있다. 앉을 때 골반은 주로 전방전위되는데, 고관절 골두는 이때 뒤로 구른다. 걸을 때 골반은 모든 방향에서 움직인다. 이에 대해서는 3장에서 자세히 탐험하게 될것이다.

골반을 전방 또는 후방전위시킬 때 고관절은 일종의 경첩이 된다. 좌우에 있는 고관절 경첩은 골반이 전방전위될 때 접혀지면서 가까워지고, 골반이 후방전위 될 때 열리면서 펴진다. (그림 1-2에서 1-5를 보라) 다수의 성인들이 자신의 고관절 움직임을 잘 느끼지 못한다. 고관절이야말로 앉기, 굽히기, 서기, 돌리기, 그리고 걷기 동작을 하는 중심 관절이기 때문에, 이 관절에 대한 운동감각 상실은 심각한 문제를 야기시킨다. 이 책에 소개된 여러 가지 한 운동감각 상실은 심각한 문제를 야기시킨다. 이 책에 소개된 여러 가지 탐험과 운동을 통해 여러분은 경첩처럼 움직이는 고관절의 운동감각 인지를 되찾을 수 있을 것이다. 또한 다양한 방향에서도 고관절의 움직임을 회복할 수 있을 것이다.

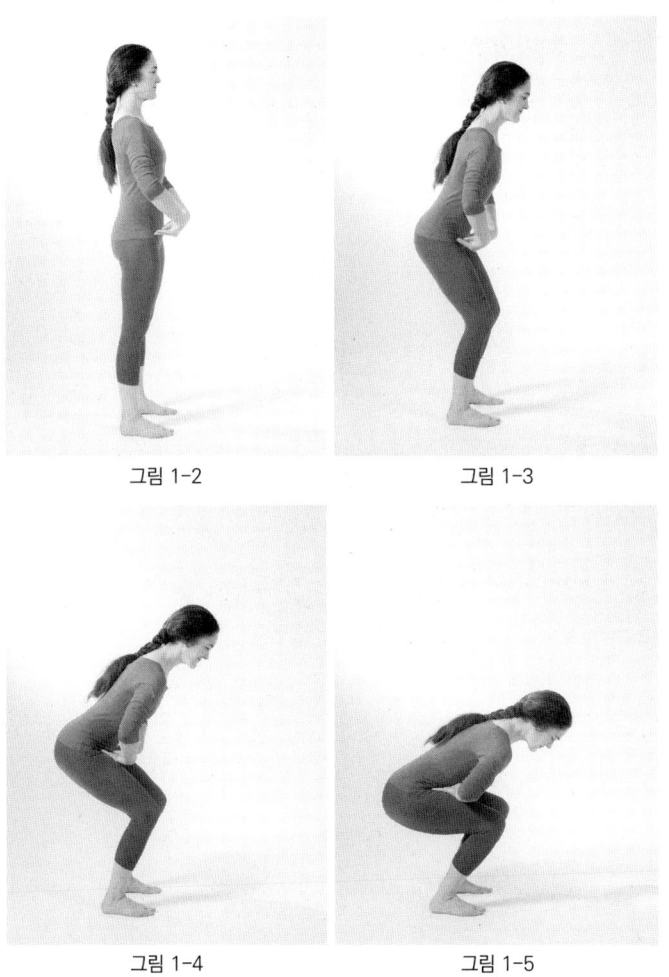

그림 1-2

그림 1-3

그림 1-4

그림 1-5

the iliacus and psoas muscles

장골근과 요근

앉기에서 가장 중요한 것은 골반의 위치이다. 이 사실을 기억하고 계속 나가보자. 의자에 앉으면 중력에 의해 골반이 후방 전위된다. 보통 이 경우 골반이 전방 전위되지는 않는다. 하지만 앞의 탐험에서 확인했듯, 좌골의 앞부분으로 앉아야 척추 정렬이 바르게 된다. 따라서 앉을 때 골반이 후방전위되지 않게 하는 방법을 터득해야만 한다.

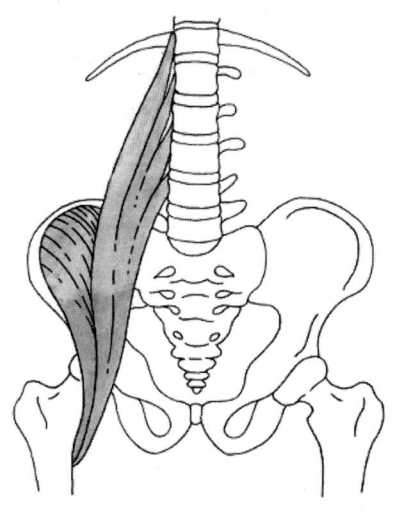

그림 1-6

해결책 중 하나는 좋은 의자를 선별하는 것이다. 좋은 의자가 확실히 앉은 자세를 바르게 하는데 도움이 되기는 하지만, 어떤 의자도 자기 스스로 문제를 해결하는 것만은 못하다. 의자 등받이에 기대면 골반이 후방전위되는 것을 예방할 수는 있다. 하지만 이는 의자 모양에 따라 다른 결과가 나오고, 등받이가 아무리 좋아도 요추 만곡이 일자가 될 여지는 충분하다. 좌석이 높은 의자를 사용하면 무릎보다 엉덩이 위치가 올라가서 골반의 전방전위를 유도할 수 있다. 하지만 이 경우도 골반이 후방전위되어 구부정한 자세가 될 가능성은 남는다. 가장 이상적인 해법은 스스로 자신의 몸을 활용하는 법을 익혀 의자에 의존하는 태도를 버리는 것이다. 그 시작점은 장골근과 요근의 작용을 감지하는 법을 익히는 데 있다.

그림 1-6에서 장골근과 요근을 확인하라. 장골근은 대퇴골 내측 상단의 소전자와 장골 앞쪽면을 이어준다. 요근은 장골근과 마찬가지로 대퇴골 내측 상단에서 다섯 개의 요추 추체의 외측면을 잇는다. 이 두 근육을 합쳐 장요근iliopsoas이라 부르는데, 이 둘이 함께 작용해 다리를 드는 동작, 즉 고관절 굴곡에 관여하기 때문이다. 하지만 장요근이라는 용어는 장골근과 요근의 기능을 너무 단순화시킨 듯한 느낌이 든다.

내가 쓴 『근육재훈련요법』에서도 장골근과 요근을 합쳐 장요근이라고 단순화시켜 설명했다. 이유는 이 장요근 기능에 대한 일반적인 개념을 전달하기 위해서였다. 하지만 장골근과 요근이 각기 차별적인 부분이 있기 때문에 여기서는 따로 개별적으로 다루는 것이 이야기를 전개하기 용이할 것 같다. 장골근은 앉기 자세의 초석을 제공하는 근육이다. 왜냐면 이 근육은 완벽하게 골반의 전방전위에 관여하여 후방전위를 억제하는 근육이기 때문이다. 요근은 다양한 역할을 하지만 그중에서도 요추의 자연스러운 만곡을 유지하는 기능이 중요하다. 요근이 요추 만곡을 유지히키고 장골근이 골반을 바른 위치에 위치시키면 바른 앉기 자세가 된다.

만일 이 장골근과 요근의 도움 없이 의자에 앉으면, (1) 골반은 후방전위되어 척추가 구부정해지거나, (2) 골반이 후방전위되는 것을 막으려고 허리와 등의 근육이 과도하게 긴장된다. 이 두 상황에 대해 빠르게 살펴보도록 하자.

요근과 장골근, 그리고 척추기립근을 이완시키면 골반은 후방전위되고 가슴은 구부정해진다. 보통 커다란 소파에 편하게 눕듯이 앉았을 때 이런 현상이 일어난다. 이 자세에서는 등과 허리 근육이 이완되어 편안한 느낌이 든다. 하지만 문제는 이 자세를 습관적으로 몇 년간 계속 했을 때 생긴다. 요추 구조에 압박이 가해지고, 호흡에도 문제가 생기며, 다양한 질환들이 이 안 좋은 자세가 습관화되면서 발생한다. 구부정하게 앉아서 오랜 시간을 보내는 사람에게 어떤 문제가 발생하는지 각자 관찰해보라. 요근과 장골근의 도움을 받지 못하면, 골반이 후방전위되는 것을 막기 위해 허리와 등 근육이 과도하게 일을 해야 한다. 그 결과 피로가 온몸에 쌓인다. 척추 주변의 근육에 피로가 쌓인 사람이 의자에 허리를 기대고 앉았을 때 편하게 느껴지는 것은 당연한 일이다.

허리를 바르게 세운 자세로 앉기 위한 최고의 해결책은 바로 요근과 장골근을 활용해 골반이 후방전위되지 않게 하는 것이다. 좌골 앞부분으로 편하게 앉은 자세에서 요근이 자연스러운 요추 만곡을 유지하게 되면, 허리와 등의 근육은 상대적으로 이완되어 척추 전체도 자연스러운 만곡을 유지하게 된다.

앉기 탐험

탐험 4-1

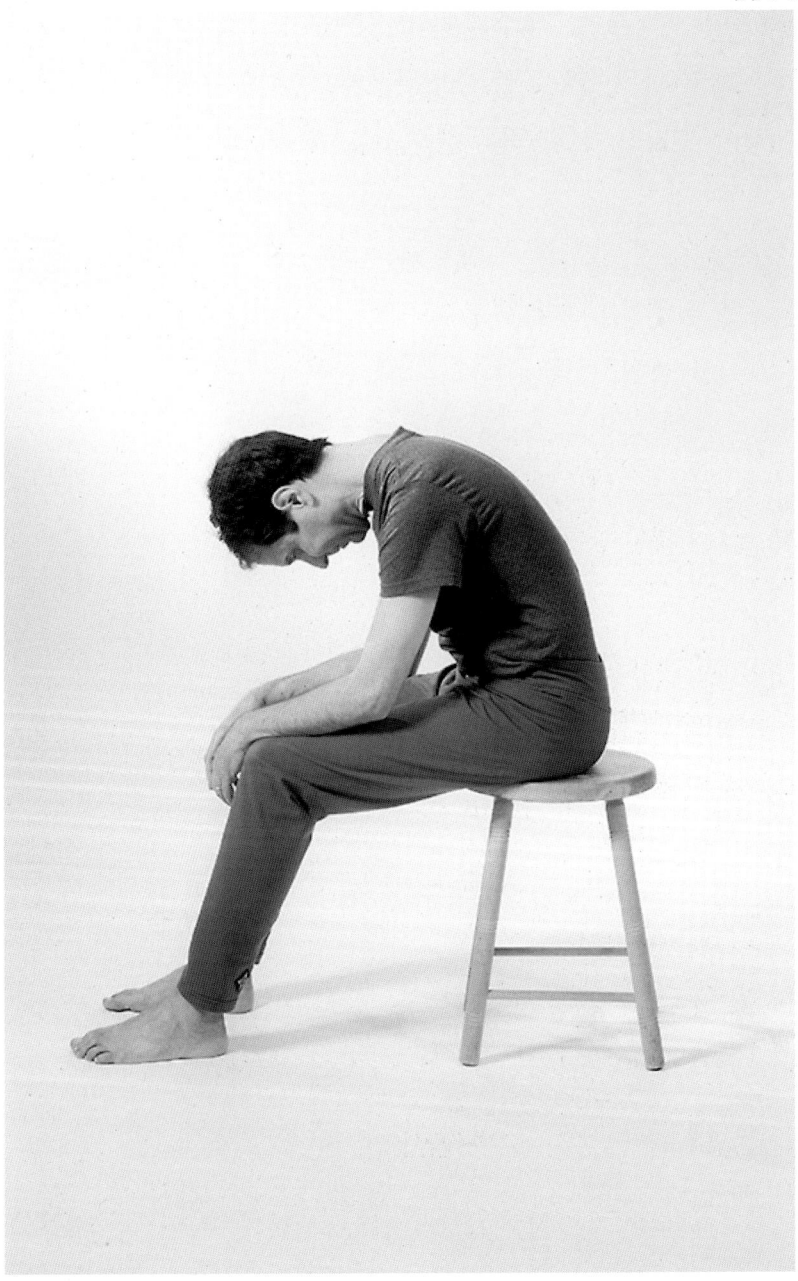

sitting
standing
walking

앉기 탐험

탐험 4-2

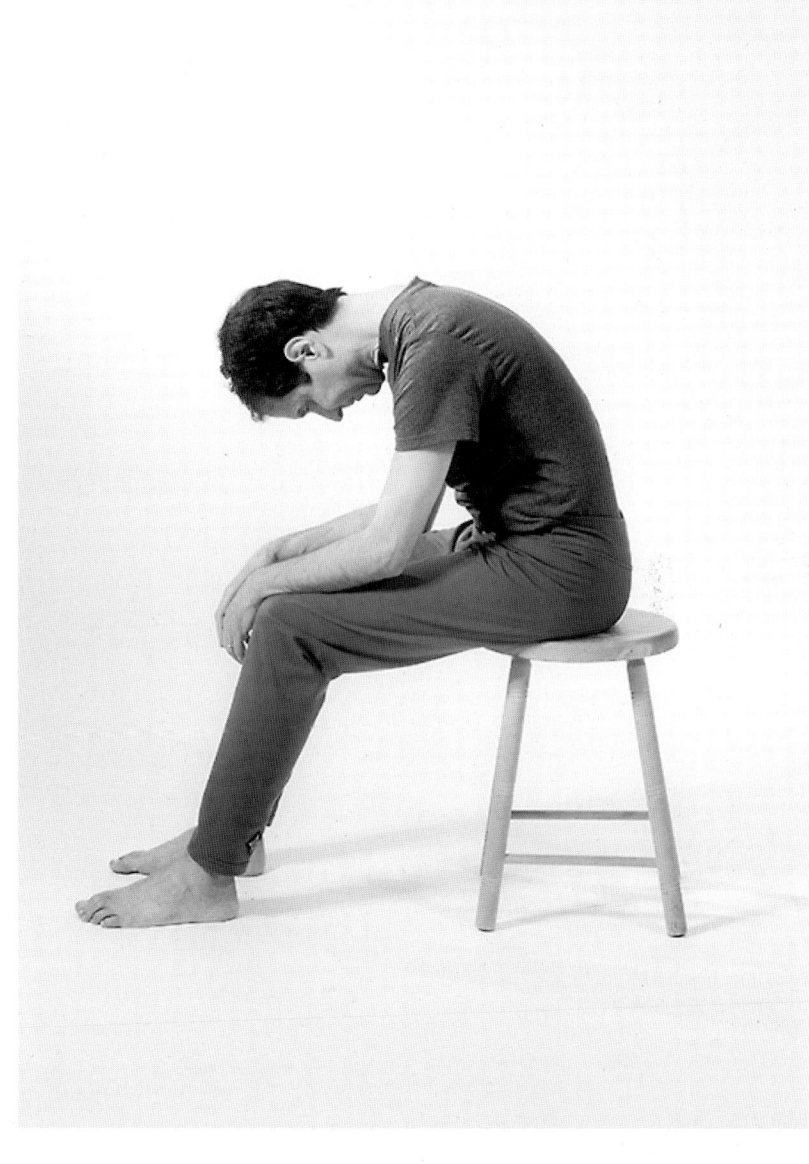

앉기 탐험 - 4

1 ——— 의자나 스툴stool 앞쪽 절반에 엉덩이를 대고 앉는다. 발바닥은 지면에 붙인다. 이때 발이 무릎보다 앞쪽에 위치한다. 그런 다음 골반을 후방전위시켜서 가슴이 구부정해지고 머리가 앞쪽 아래로 떨어지게 한다. 척추기립근은 완전히 이완한다. 양손을 교차에 가슴에 대거나, 또는 이완시켜 허벅지 위에 올려놓는다.

2 ——— 이 탐험의 목표는 장골근을 활용하는 요령을 익히는 것이다. 장골근은 골반 앞, 장골 전면에 부착되어 골반을 앞으로 기울게 하는 역할을 한다. 이 탐험을 통해 척추기립근을 사용하지 않고 완전히 이완된 상태에서 골반을 전방전위시키게 된다.

3 ——— 천천히 무릎을 위로 들어올린다. 이때 발바닥은 지면에서 떼지 않는다. 여러분은 발바닥을 지면에 붙인 상태에서 무릎을 위로 들 수 없다는 사실을 바로 깨닫게 될 것이다. 하지만 무릎을 위로 들어올리려는 시도를 하는 것만으로 같은 근육이 활용된다. 무거운 물체가 무릎 위를 누르고 있어서 들어올리기 힘들다고 상상하면서 동작을 하면 더 정확한 느낌을 얻게 될 것이다. "거의" 무릎을 드는 것처럼 동작하면 골반이 전방전위되는 느낌이 나는가? 고관절 앞쪽의 근육이 동원되는 것을 감지할 수 있는가? 장골근이 그러한 느낌을 유발하는 근육들 중 하나이다.

4 ───── 골반이 전혀 전방전위되지 않으면 손으로 무릎을 눌러 본다. 이때 무릎을 위로 올리면서 손은 무릎이 못 올라가게 저항을 준다. 이때 생긴 저항에 의해 고관절 굴곡근이 더욱 강하게 작용해 골반을 전방전위시킨다. 다른 사람에게 무릎을 눌러 달라고 부탁한 다음 무릎을 위로 올려도 된다.

5 ───── 발바닥으로 지면을 누른 후 골반을 후방전위시켜 원래 자세로 되돌아온다.

6 ───── 골반을 전방 또는 후방으로 전위시키는 동작을 여러 번 반복한다. 이 탐험을 통해서 여러분은 허리와 등 근육이 아닌 골반 앞쪽의 장골근을 통해 골반을 전방전위시킬 수 있어야 한다. 골반과 척추가 한 덩어리인 것처럼 등을 말아 가슴을 접고 머리를 아래로 떨어드려 보라. 그러면 등과 허리 근육이 이완되는 것을 느낄 수 있다. 이 자세에서 장골근을 활용해 골반을 전방전위시키는 연습을 계속한다. 골반 앞쪽 아래 부위 근육이 작용해 골반이 전방전위되는지 감지할 수 있으면 올바른 길에 들어섰다고 할 수 있다. 이 장에 소개한 동작 탐험을 계속하면 그 느낌이 조금 더 명료해질 것이다.

carriage of the head

머리의 이동

몸의 근육톤muscle tone 과 움직임은 머리를 이동시키는 방식에 큰 영향을 받는다. 그러므로 머리를 편안하게 이동시킬 수 있으면 몸 전체를 이완하기 쉬워진다. 목 근육이 일을 덜 할수록 머리를 바로 세우는데 유리하고, 몸의 다른 근육들이 일을 덜 할수록 몸 전체를 바르게 세우기 쉽다.

앞에서 했던 세 종류의 탐험을 통해 여러분은 골반의 위치가 머리 위치에 어떻게 영향을 주는지 느꼈을 것이다. 골반과 머리의 관계는 어떤 자세에서도 서로 영향을 주지만, 특히 앉은 자세에서 그 관계를 더 명료하게 느낄 수 있다. 골반이 후방전위되면 척추 전체는 구부정해지며 머리는 앞으로 이동한다. 이를 앞의 탐험에서 감지했다면, 하루 종일 앉아서 지내는 사람들에게서 목과 등의 통증이 많이 생기는 이유를 이해할 수 있을 것이다.

머리가 지나치게 앞으로 당겨진 자세를 지닌 사람이(그림 1-8), 뒤로 당겨진 자세를 지닌 사람보다(그림 1-9) 많다. 이에 대해서는 인체의 수직축vertical axis 개념을 소개하는 2장에서 좀 더 자세히 다룬다. 이상적으로 머리는 앞뒤로 당겨져 있는 자세가 아니라 가슴 바로 위에 있어야 한다(그림 1-7). 머리가 가슴 앞쪽으로 많이 당겨져 있으면 목은 앞쪽으로 기운다. 그렇게 되면 무게가 약 3.5~5.5kg 사이나 나가는 성인의 머리를 떠받치기 위해 등 위쪽과 목 부위의 근육이 과도하게 일을 해야만 한다. 하지만 머리가 가슴 바로 위에 있으면 목은 수직축 상에 위치하여 머리를 더 잘 받쳐준다. 결과적으로 등 위쪽과 목의 근육이 일을 덜 하게 된다.

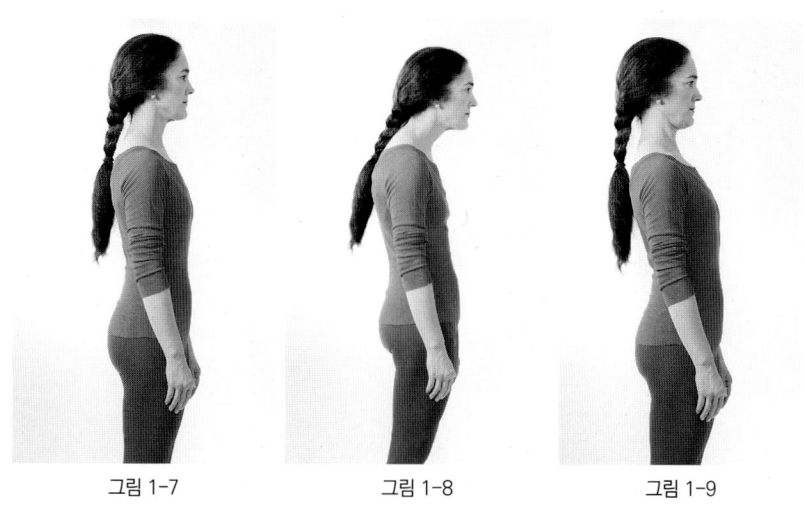

그림 1-7　　　　　　　그림 1-8　　　　　　　그림 1-9

많은 사람들이 목 근육을 강화시켜 머리를 뒤쪽으로 당기는 운동을 한다. 이는 목 근육이 강할수록 머리가 앞으로 덜 나간다고 생각하기 때문이다. 또 어떤 이들은 이 이론에 따라 머리나 어깨를 하루 종일 뒤쪽으로 당긴 자세로 지내며 등 위쪽과 목의 긴장을 가중시키기도 한다. 나는 목 근육을 이완시키는 법을 가르치기는 하지만 강화시키는 법을 가르치지는 않는다. 요람에 누워있는 아이는 특별히 목이 강하지 않는데도 상대적으로 큰 머리를 아무런 문제 없이 잘 움직인다.

　　　　목 근육을 강화strengthening 시켜 머리를 뒤쪽으로 당기는 것과 머리가 뒤로 이동되는 것을 감지sensing 하는 것 사이엔 차이가 있다. 골반을 전방전위시키면서 동시에 머리를 뒤로 이동시킨다는 상상을 하면 도움이 된다. 이에 대해서는 뒤에 나오는 앉기 운동 6과 7에서 배우게 될 것이다. 이 운동에서는 목을 강화시키지 않는다. 단지 목 위의 머리 균형을 운동감각적으로 감지하는 법을 회복시킨다. 이러한 감지력을 회복하면 좀 더 쉽게 머리를 이동시킬 수 있게 될 것이다.

　　　　지나치게 전방으로 이동된 머리 문제를 해결하기 위해서는 골반을 제대로 활용할 수 있어야 한다. 아이의 움직임을 전체적으로 관찰하면 도움이 된다. 척추의 위쪽 끝부분에 목이 위치하며, 척추는 골반 위에 놓여있다. 따라서 골반이 제자리에 위치하면 머리의 위치를 확보하는 능력도 개선된다. 현대인들 대부분이 과도한 전방머리자세forward head posture를 지니고 있기 때문에 상대적으로 머리가 좀 더 뒤쪽으로 이동되어야 한다.

　　　　목에 대한 운동감각 인지는 목과 머리를 이동시키는 방식에 큰 영향을 받는다. 따라서 목 근육이 긴장되어 목 뒤쪽과 앞쪽 또는 양쪽 모두를 압박하면, 실제보다 목이 짧아진 느낌이 든다. 이는 머리와 목 윗부분이 하나인 것처럼 움직이기 때문이다. 반면에 목 근육이 이완되어 머리가 자연스럽게 이동되면, 머리와 목이 서로 분리된 느낌이 든다. 실제로 머리와 목은 분리되어 있다. 이렇게 각각의 분절이 서로 분리되어 있어야 목의 실제 길이를 제대로 감지할 수 있다. 당신의 목 앞쪽과 뒤쪽의 길이는 같은가? 그것을 알 수 있는 사람은 자신뿐이다. 그러니 스스로 한번 감지해보라. 먼저 눈을 감고 잠시 목 앞쪽이 위로 늘어나 뒤쪽과 같아진다고 상상해보자. 목 꼭대기에서는 머리가 축을 이루며 흔들거린다. 머리와 목이 만나는 위치는 대략 코와 귀 바로 아래를 잇는 선상에 있다. 그림 1-10을 확인하라.

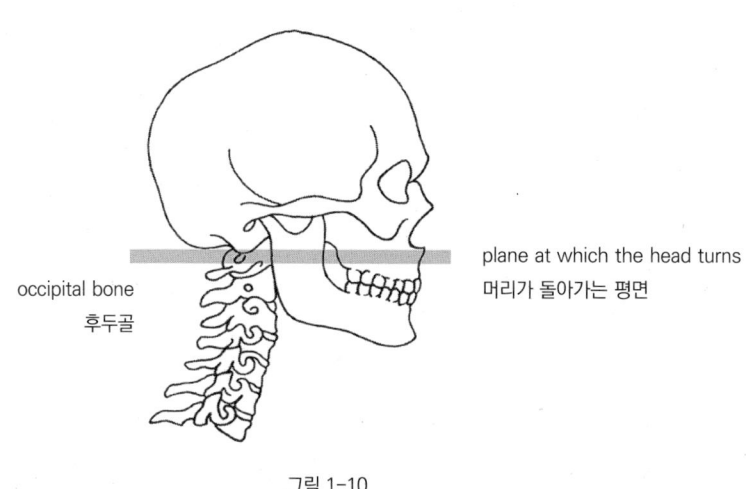

그림 1-10

머리가 척추 꼭대기의 어느 지점에서 움직이는지 감지할 수 있으면, 목 근육이 좀 더 이완되고 머리가 좀 더 바르게 선 느낌이 든다. 목의 길이를 제대로 감지하게 되면 골반의 움직임도 개선시킬 수 있다는 사실을 기억하기 바란다. 어떻게 그런 일이 일어나는 걸까? 머리의 위치는 척추의 자연스러운 만곡을 유지하는데 기여한다. 순차적으로 척추의 만곡이 자연스러우면 골반도 바른 위치를 유지한다. 따라서 머리의 위치와 움직임이 바르면 골반 또한 바른 위치에서 좋은 움직임을 확보한다. 반대도 마찬가지다. 고개를 숙일 때 목에서 무슨 일이 일어나는지 느껴보면 이를 확인할 수 있다. 고개를 숙일 때마다 골반이 후방전위되는 느낌을 감지할 수 있는가? 이러한 감지법을 통해 목 꼭대기에서 머리가 어떻게 그리고 어디로 움직이는지에 대한 운동감각 인지를 높일 수 있다. 탐험 5를 통해 이러한 감각을 구별해서 인지할 수 있게 될 것이다.

그림 1-10을 다시 보라. 머리 뒤쪽 아래에 있는 뼈를 후두골occipital bone이라 부른다. 후두골은 머리 뒤쪽 만을 지칭하지 않는다. 머리 뒤쪽 아래 부위도 후두골이다. 이 후두골 하부 바로 아래에 경추가 위치한다. 머리 뒤쪽을 손으로 만져보면 툭 튀어나온 후두골 돌출부를 만질 수 있다. 하지만 후두골 하부가 경추와 만나는 부위는 정확하게 만질 수 없다. 왜냐면 머리와 목이 이어지는 후두골 하부는 두툼한 근육으로 덮여 있기 때문이다. 척추와 후두골을 이어주는 후두하부 근육들이 수축하면 후두골 하부가 아래로 당겨진다. 그 결과 목 뒤쪽 근육들이 짧아진다. 이제 목이 머리를 어떻게 이동시키는지 탐험해 보자.

앉기 탐험

탐험 5-1

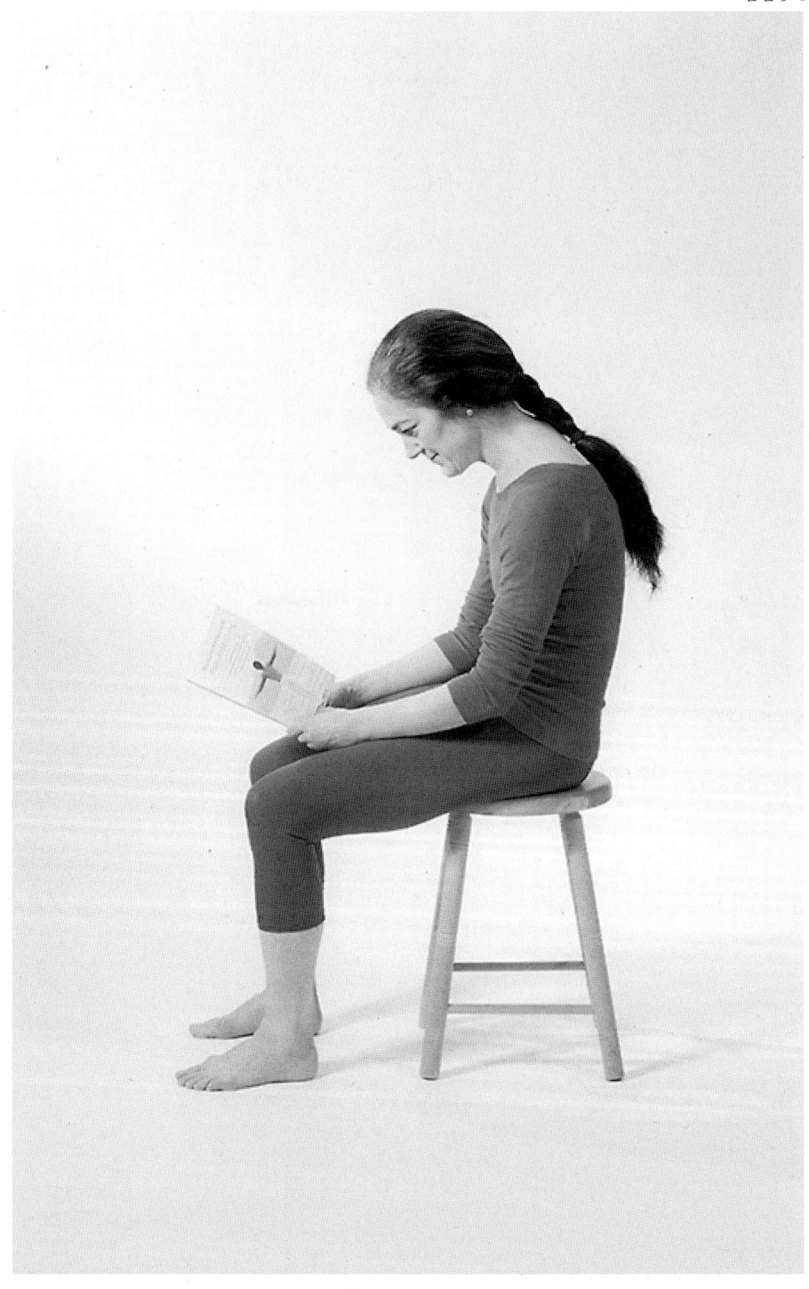

앉기 탐험

탐험 5-2

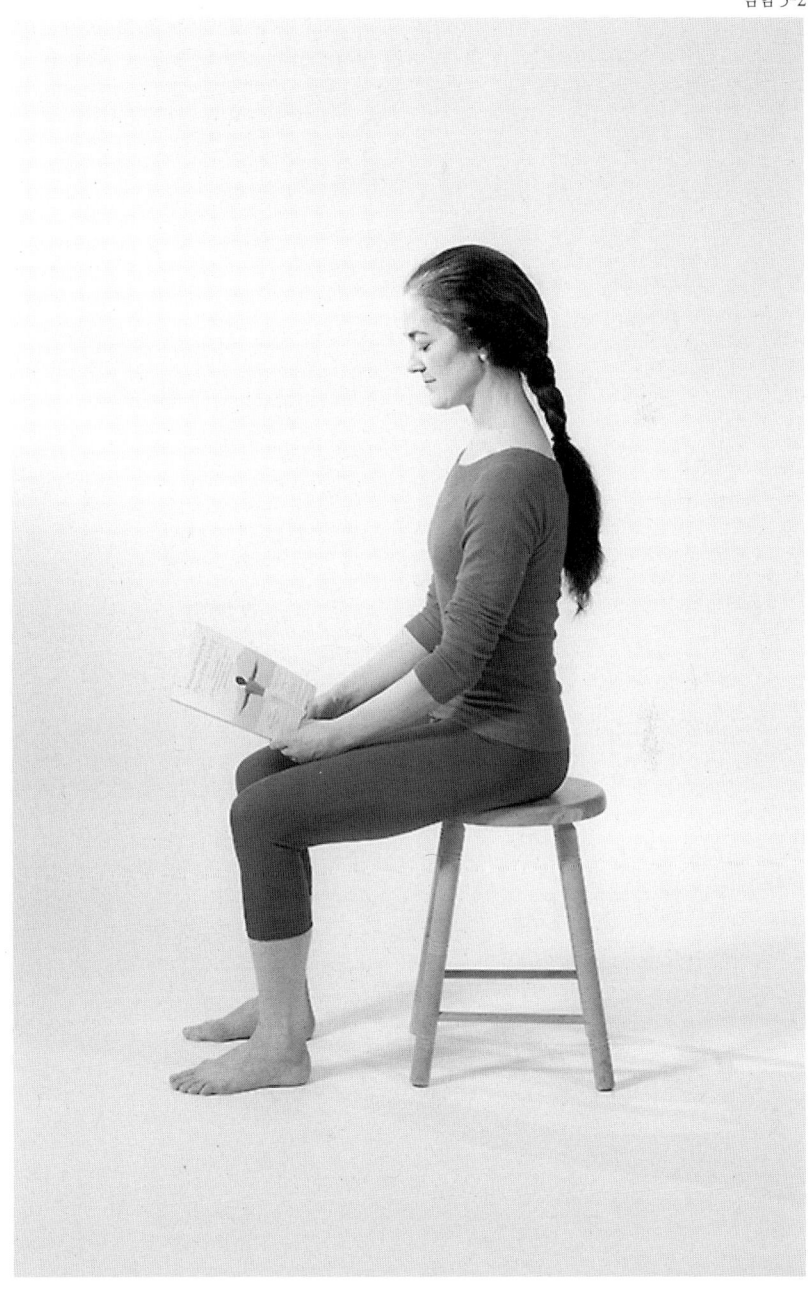

앉기 탐험 - 5

1 ──── 좌골 앞부분으로 앉는다. 이에 대해서는 앞에서 했던 탐험을 참조한다. 시선은 정면을 보고 허벅지 위, 골반과 가까운 부위에 지금 보고 있는 책을 올려놓는다.

2 ──── 시선을 아래로 내려 책을 보며 목을 앞쪽으로 기울인다. 목이 앞쪽으로 기울 때 골반이 후방전위되는 것을 느낄 수 있는가? 후방전위 느낌이 아주 조금만 나도 그 느낌에 집중하라. 시선을 천천히 위쪽 아래쪽으로 올렸다 내렸다 몇 번 더 반복하면서 골반 느낌을 확인한다.

3 ──── 다시 그림 1-10을 보고 머리가 목 꼭대기 어느 지점에 올려져 있는지 확인하라. 그런 다음 오른쪽 귓불과 왼쪽 귓불 사이에 가상의 선을 긋는다. 이 선은 목 꼭대기와 후두골 하부가 만나는 관절을 지난다. 머리를 까딱거리거나 좌우로 돌릴 때 대략 이 가상의 선 위에서 움직임이 일어난다. 머리를 아주 미세하게 까딱거리며 느리게 상하로 움직여보라. 목 꼭대기에서 일어나는 움직임을 상상하고 느껴본다.

4 ──── 이제 천천히 허벅지 위의 책을 바라본다. 이번엔 목을 앞쪽으로 기울게 하지 않는다. 목 꼭대기에서 머리를 굴리는 느낌으로 책을 본다. 마치 벼랑 끝에서 바위가 구르는 것처럼 시선을 내린다. 하면서 의도적으로 좌골 앞쪽으로 앉으며 골반이 후방전위되지 않게 한다. 다시 머리를 위로 들면서 시선도 정면을 향한다. 골반이 후방전위되지 않는 자세에서 아래쪽을 바라보는 느낌이 명확해질 때까지 이 동작을 여러 번 반복한다.

5 ──── 정면을 바라보면서 목과 두개골이 만나는 지점에 수평면을 상상한다. 수평면이 모든 방향에서 무한히 확장되고, 이 수평면 위에 두개골이 올려져 있다고 상상한다. 그런 다음 아주 느리게 머리를 왼쪽으로 돌린 후 오른쪽으로 돌린다. 여기서 머리를 얼마나 많이 돌릴 수 있는지는 중요하지 않다. 목 주변 근육의 힘이 하나도 들지 않은 상태에서 머리가 돌아간다고 상상한다. 머리가 돌아가는 힘에 의해 목이 당겨진다고 생각해도 된다. 눈을 뜨고 해도 되고 감고 해도 된다. 눈을 뜨고 머리를 돌릴 때는 눈 앞에 보이는 모든 광경을 인지한다. 1~2분 정도 계속 머리 돌리기를 반복한다.

6 ────── 다시 정면을 바라본다. 이번엔 후두골 하부의 위치를 상상한다. 후두골 하부의 뼈가 경추 1번과 만나는 지점을 그려보고, 평평한 전체 관절면이 서서히 위로 떠오른다고 상상한다. 목 주변 근육이 사용되지 않게 한다. 이러한 상상을 할 때 허리 주변 근육이 교정되는 느낌을 감지할 수 있는가? 실제로 일어서거나 또는 일어서는 모습을 상상하면서 탐험을 끝낸다. 후두골이 위로 떠오르는 상상을 할 때 뒤꿈치가 바닥으로 조금 더 잠겨드는 느낌이 들 수도 있다.

the back muscles

척추 근육

하루 종일 허리를 똑바로 세우고 생활하는 이들의 가장 큰 문제는 척추 주변 근육들이 피곤해진다는 것이다. 그래서 결국 포기하고 대부분의 시간을 다시 의자 등받이에 기대게 된다.

많은 이들이 똑바로 앉는 연습을 한 후 허리와 등 근육이 피곤해지면, 이를 해당 근육이 약해진 것으로 간주한다. 하지만 정말로 척추 근육이 약한 사람은 많지 않다. 강한 척추기립근을 지니고 있는 것에는 문제가 없다. 하지만 지나치게 이 근육이 강해지면 불필요한 통증이 유발될 수 있다. 강한 척추 근육보다 더 중요한 것은 불필요한 긴장이 쌓이지 않는 것이다. 만일 고관절의 움직임을 감지하고, 장골근과 요근을 활용해 골반과 요추를 지지하며, 목 위에서 머리의 균형을 잡게 되면, 허리 근육의 관여를 최소화할 수 있다. 결과적으로 일상의 모든 활동에서 척추 근육이 조금 더 이완된다.

탐험 4, 5 그리고 운동 8은 척추 근육 활용법을 다룬다. 이를 통해 똑바로 척추를 세우는 동작이 좀 더 편하게 느껴질 것이다. 왜 그럴까? 척추 근육을 반복적으로 사용하고 이완시키면 해당 근육의 운동감각이 증가한다. 결과적으로 허리 근육을 좀 더 효율적으로 사용하게 되어 바르게 선 자세가 쉬워진다. 선 자세가 쉽게 느껴지면 더 강해진 느낌이 들 수 있다. 이를 전문 용어로 표현하면,

근력muscle strength이 아닌 근육톤muscle tone이 증가했기 때문이다. 근육톤은 운동감각 인지와 관련된다. 이 근육톤에 문제가 생기면 긴장이 쌓이거나 느슨해진다. 따라서 긴장과 느슨함 사이에 좋은 근육톤이 존재한다(근육톤과 근력의 차이에 대해서 좀 더 알고 싶다면 『근육재훈련요법』을 참조하라).

능동적으로 척추를 앞으로 구부리는 것을 굴곡flexion이라 하고, 이때는 복근의 톤이 올라간다(그림 1-11). 능동적으로 척추를 뒤로 구부리는 것을 신전extension이라 하고, 이때는 척추 양쪽을 수직으로 지나는 근육, 즉 척추기립근erector spinae의 톤이 증가한다(그림 1-12).

이 책에서 나는 여러분이 앉기, 서기, 걷기를 하는 중에 필요로 하는 근육의 톤을 증진시키는 운동을 고안해서 소개했다. 이 운동들 중 대부분은 척추를 굴곡, 신전시키는데 관여한다. 만일 척추신전근의 운동감각 인지가 증진되면, 앉은 자세에서 등과 허리를 펴는 동작을 반복적으로 할 때 좀 더 척추가 바른 느낌이 들 것이다. 그래서 운동이 끝난 후에도 큰 힘을 들이지 않고 척추를 신전시킬 수 있게 된다. 하지만 운동 후에도 척추기립근이 긴장된 느낌이 남아있다면 소개한 탐험과 운동을 더 깊게 탐구하면 된다.

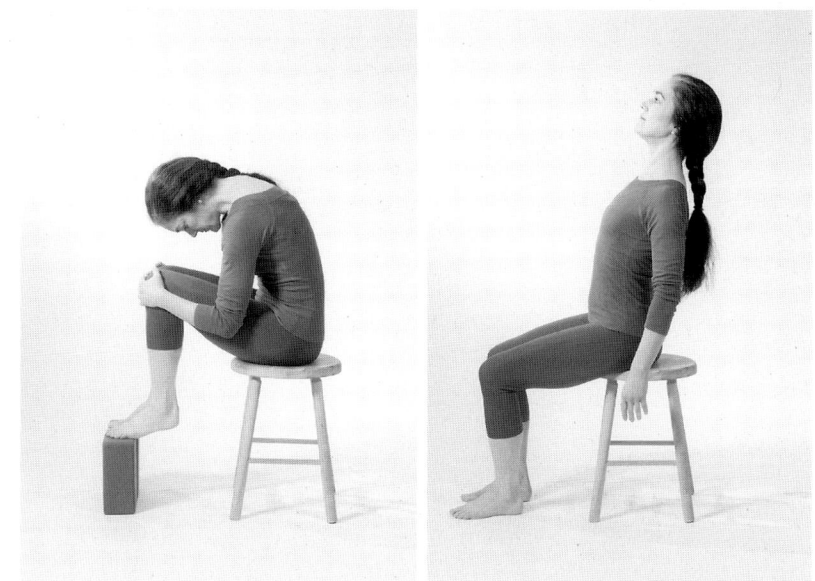

그림 1-11 그림 1-12

앉기 탐험

탐험 6-1

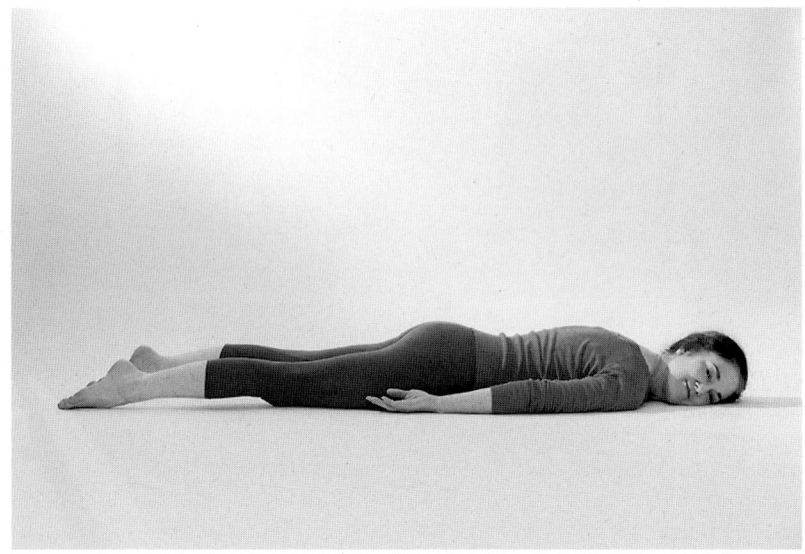

탐험 6-2

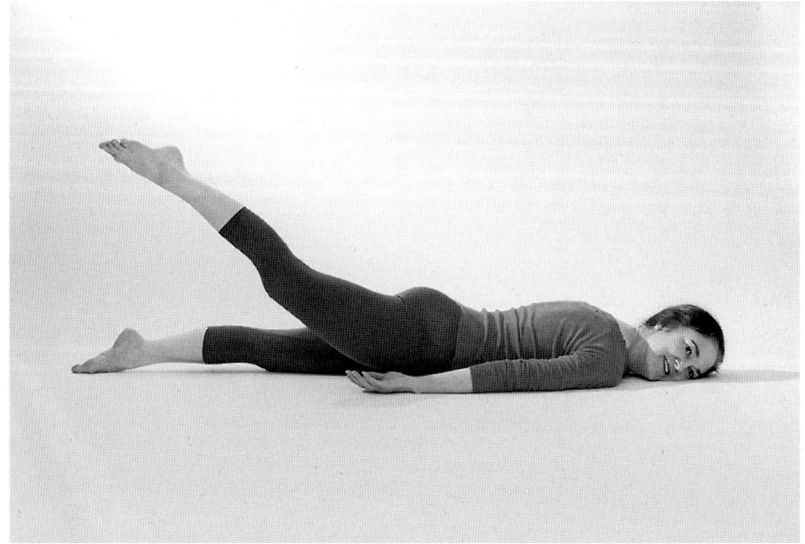

앉기 탐험 - 6

1 ── 가슴을 바닥에 대고 엎드린다. 머리는 왼쪽이나 오른쪽으로 돌려놓는다. 양손을 겹쳐 손등 위에 이마를 대고 엎드려도 된다.

2 ── 오른쪽 다리를 쭉 편 자세에서 천천히 뒤로 들어올려 무릎이 바닥에서 약 10cm 정도 떨어지게 한다. 다리가 올라갈 때 허리 근육을 쓰고 있는 느낌이 나는가? 척추 중부와 상부 근육이 쓰이는 느낌도 들 수 있다. 이들을 합쳐 척추신전근이라 한다.

3 ── 들었던 다리를 다시 바닥에 내려놓는다. 척추신전근이 이완된 느낌이 드는가? 만일 다리를 내려놓는 즉시 긴장이 빠지지 않으면 이완될 때까지 가만히 기다린다.

4 ── 이번엔 같은 요령으로 왼쪽 다리를 들어올린 후 내려놓는다. 움직임이 다리 주변 근육이 아니라 허리 근육에서 구동된다고 상상한다. 허리가 이끌고 다리가 따르는 느낌이다. 허리 근육이 사용되었다 이완되는 느낌이 들 때까지 좌우 다리를 들었다 내리는 동작을 반복한다.

바르게 앉기 자세 키포인트

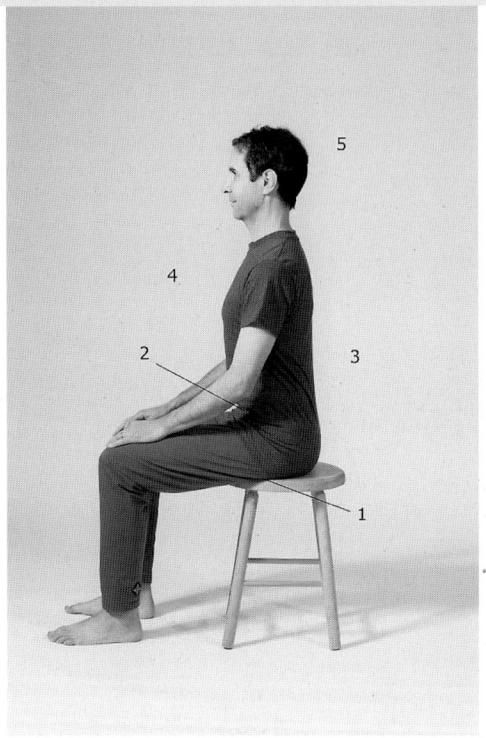

그림 1-13

1. 몸무게가 좌골 앞부분에 가해지도록 자세를 잡고 의자에 앉는다. **탐험 1 ~ 3: 운동 5**

2. 고관절 굴곡근(장골근)이 활성화된다. **탐험 4; 운동 3 ~ 5**

3. 허리 근육이 이완된다. **탐험 4, 6; 운동 1 ~ 5, 8**

4. 가슴이 열리고 어깨는 이완된다. **탐험 1 ~ 3; 운동 5 ~ 8**

5. 머리 위치가 상체 바로 위에 위치한다. **탐험 5; 운동 6 ~ 8**

sitting exercise

앉기 운동

다음에 배우게 되는 처음 4가지 앉기 운동은 바닥에 누운 자세에서 시작한다. 허리와 복부 근육 그리고 고관절 굴곡근을 활용하고 이완시키기에 최적의 자세이기 때문이다. 이 4가지 운동을 통해 다음 운동이 더욱 쉬워질 것이다.

운동 1

누운 자세에서 요추 굴곡과 신전

준비 : 탐험 6

목적 : 허리와 복부 근육 사이의 관계를 감지. 허리 근육이 수축하면 복부 근육은 이완되고, 복부 근육이 수축하면 허리 근육이 이완된다.

**자세와
동작 :**

1. 등을 대고 누운 자세에서 무릎을 구부린다. 이때 발바닥은 지면에 닿고 양발과 양다리는 서로 평행을 이룬다.

2. 숨을 들이쉬면서 허리 근육을 수축해 허리의 커브(아치)를 증가시킨다. 이때 꼬리뼈가 바닥에 닿고(그림 1-14), 복부 근육은 이완된다. 들숨을 복부로 들어오게 하면 복근을 이완시키는데 도움이 된다.

3. 숨을 내쉬면서 복부 근육을 수축해 허리로 바닥을 누른다(그림 1-15). 이때 허리의 커브가 평평해지고 꼬리뼈는 지면에서 약간 위로 들린다.

4. 이렇게 숨을 들이쉬고 내쉬면서 골반을 앞뒤로 천천히 움직이는 동작을 계속한다. 총 8회 반복한다.

감지 :

이 운동을 할 때 복부 근육과 허리 근육이 어떻게 파트너처럼 상호 작용하는지 느껴본다. 복부 근육이 작용하면 허리 근육은 이완되고, 그 반대도 마찬가지다. 골반이 공처럼 발쪽으로 굴러갔다 머리쪽으로 굴러온다고 상상한다.

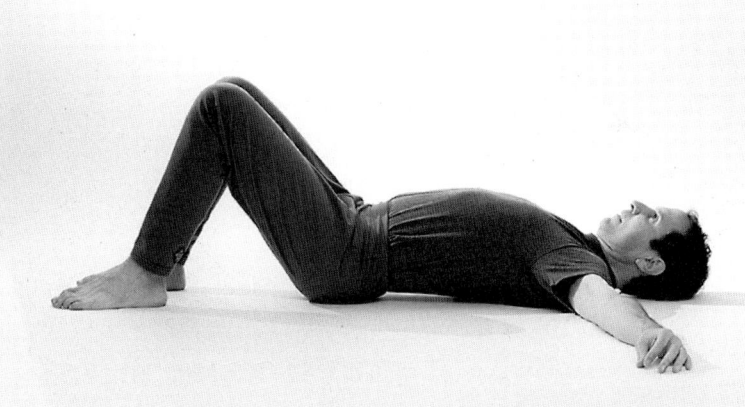

그림 1-14

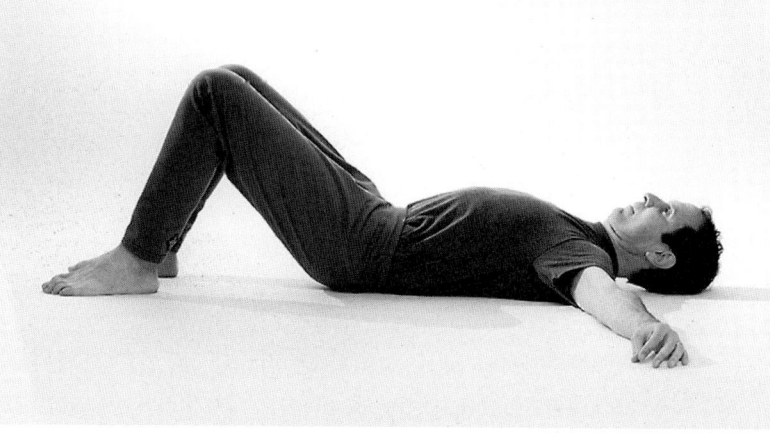

그림 1-15

운동 2

다리를 활용해 골반 들기

준비 : 탐험 6

목적 : 허리 근육을 이완시킨 상태에서 다리를 사용한다.
다리를 사용하면서도 허리 근육의 이완 상태를 유지한다.

**자세와
동작 :**

1. 등을 대고 누운 자세에서 무릎을 구부린다. 이때 발바닥은 지면에 닿고 양발과 양다리는 서로 평행을 이룬다(그림 1-16).

2. 천천히 양발로 지면을 누른다. 마치 지면에 족적을 남기는 느낌으로 누른다. 고관절 소켓에서 허벅지 근육이 당겨져 무릎 방향으로 움직인다는 느낌으로 동작을 한다. 이 운동을 하면 골반이 뒤로 가볍게 돌아가며 꼬리뼈가 지면에서 약 5cm 정도 떨어진다(그림 1-17). 꼬리뼈가 들릴 때 복부 근육은 완벽하게 이완되어 있어야 한다. 복부 근육을 써서 골반이 후방전위되지 않도록 한다. 허리 근육 또한 이완되어 있어야 한다. 골반이 위로 들리더라도 골반 위쪽 근육은 모두 이완시킨다. 오직 다리 근육의 작용에 의해서만 동작이 일어난다. 만일 허리가 지면에서 떨어지면 (1) 허리 근육을 제대로 이완하지 않았거나, (2) 골반을 너무 높게 들었기 때문이다.

3. 천천히 8회 반복한다.

4. 어떤 사람에게 이 운동은 정말 쉬워서 따로 연습이 필요치 않을 수도 있다. 하지만 이게 어렵거나 또는 불가능하게 여겨지는 사람이

라면(사람에 따라서는 정말 그럴 수도 있다), 이 작지만 미묘한 동작을 자동적으로 할 수 있을 때까지 매일 반복한다.

감지 :

동작을 하는 중에 허리가 이완되어 바닥에 닿아 있는지 느껴본다. 복부 근육을 써서 허리를 바닥으로 누르지 않는지 확인한다.

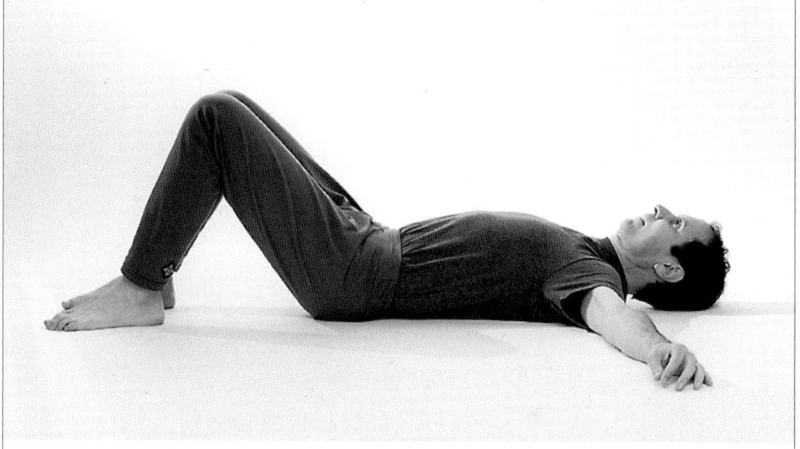

그림 1-16

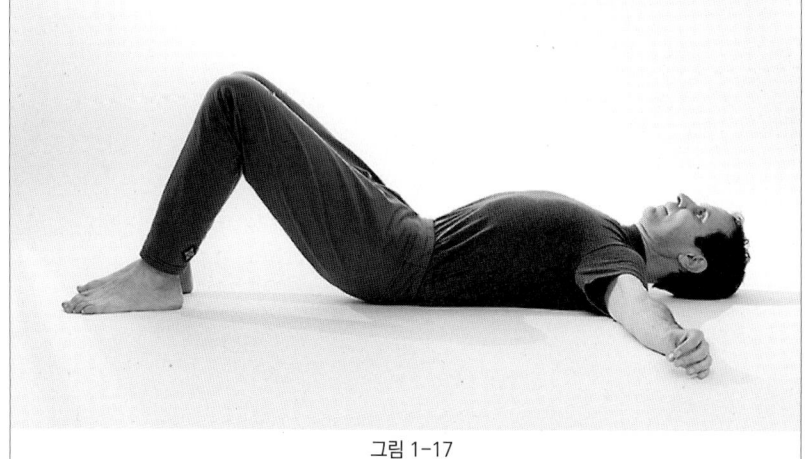

그림 1-17

운동 3

누운 자세에서 고관절 굴곡

준비 : 탐험 4

목적 : 복부나 허리 근육을 사용하지 않고 고관절 굴곡근을 사용한다.
이 운동은 앉은 자세에 곧바로 적용할 수 있다.

**자세와
동작 :**

1. 등을 대고 누운 자세에서 무릎을 구부린다. 이때 발바닥은 지면에 닿고 양발과 양다리는 서로 평행을 이룬다(그림 1-18).

2. 숨을 들이쉬면서 양발바닥을 지면에서 몇 센티미터 뗀다. 이때 복부와 허리 근육은 이완되어 있다. 이 동작을 하면 골반 꼭대기가 무릎 방향으로 돌아가며(전방전위) 요추 만곡이 증가한다(그림 1-19).

3. 숨을 내쉬면서 다리를 바닥에 내려놓는다.

4. 8회 반복한다.

감지 :

다리 앞쪽의 근육에 의해 골반이 앞으로 굴러가는지(전방전위) 느껴본다. 이 운동에는 장골근뿐만 아니라 다른 근육들도 관여한다.

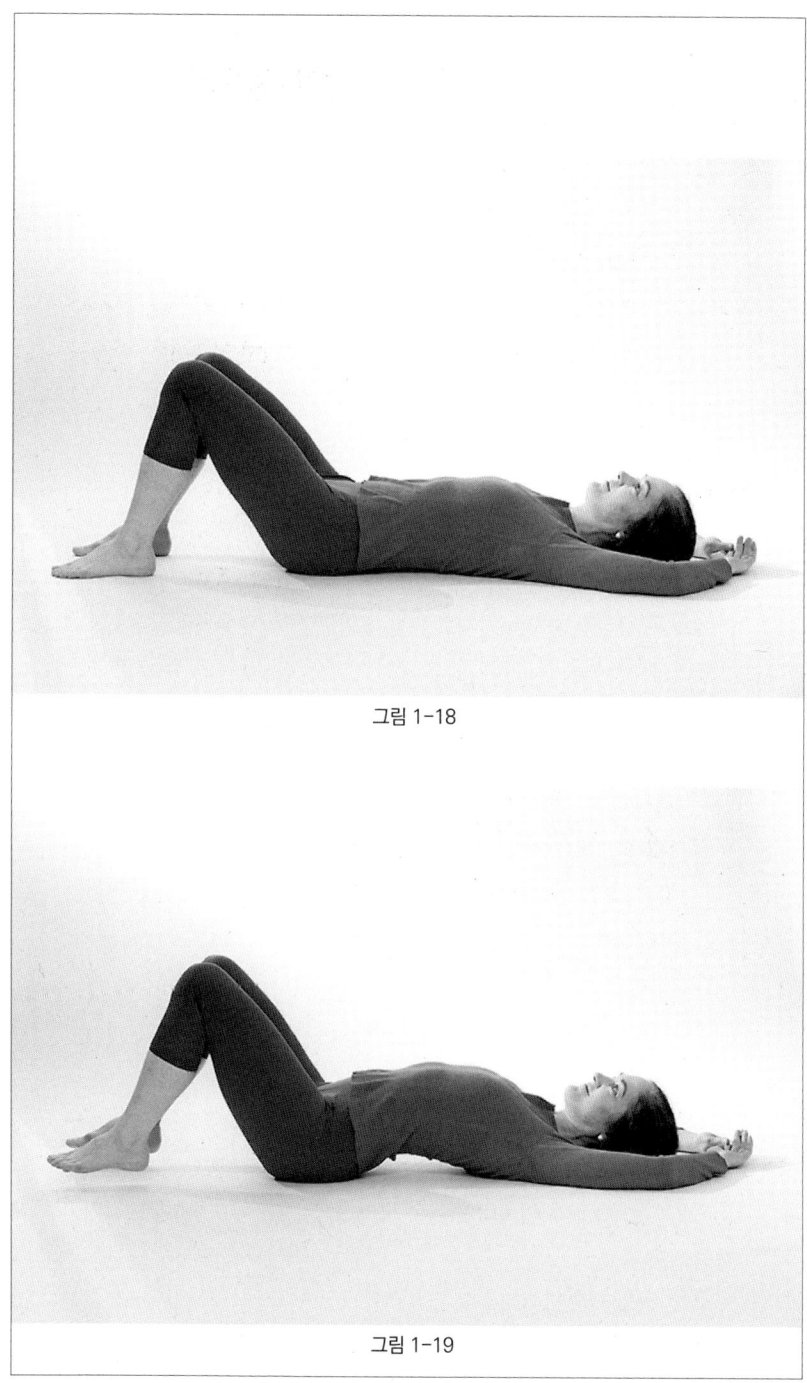

그림 1-18

그림 1-19

운동 4

고관절 굴곡과 골반 들기 결합

준비 : 탐험 4, 6

목적 : 복부 또는 허리 근육을 사용하지 않고 골반을 앞뒤로 굴린다. 허리 근육은 이완된 상태를 유지해야 한다. 이 운동은 단순히 앞의 두 운동이 결합된 것이다.

자세와 동작 :

1. 등을 대고 누운 자세에서 무릎을 구부린다. 이때 발바닥은 지면에 닿고 양발과 양다리는 서로 평행을 이룬다(그림 1-20).

2. 천천히 양발로 지면을 누른다. 마치 지면에 족적을 남기는 느낌으로 누른다. 고관절 소켓에서 허벅지 근육이 당겨져 무릎 방향으로 움직인다는 느낌으로 동작을 한다. 이 운동을 하면 골반이 머리쪽을 향해 뒤로 돌아가고(후방전위) 꼬리뼈가 지면에서 약 5cm 정도 떨어진다(그림 1-21). 꼬리뼈가 들릴 때 복부 근육은 완벽하게 이완되어 있어야 한다. 이 동작은 운동 2번과 같다.

3. 원래 자세로 돌아온다(그림 1-20).

4. 천천히 양발바닥을 지면에서 뗀다(그림 1-22). 복부와 허리 근육은 이완하라. 이 동작을 하면 골반 꼭대기가 무릎 방향으로 돌아가며(전방전위) 요추 만곡이 증가한다. 이 동작은 운동 3번과 동일하다.

5. 원래 자세로 돌아온다.

6. 복부와 허리 근육을 완전히 이완한 상태에서 전체 동작을 반복한다.

7. 위 동작을 8회 반복한다.

감지 :

다리 전체를 사용하는 동작을 통해 골반의 전방전위와 후방전위가 얼마나 쉽게 일어나는지 감지한다.

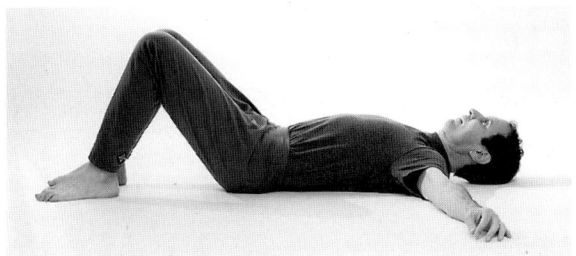

그림 1-20

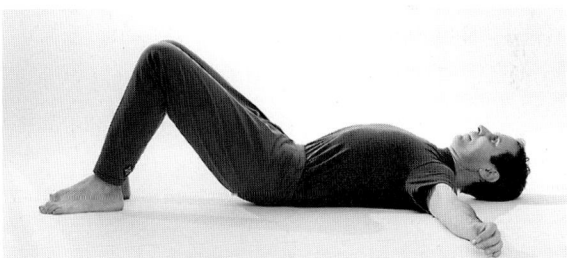

그림 1-21

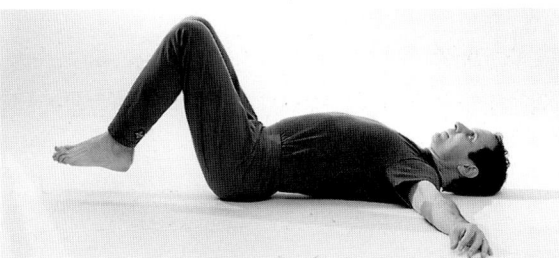

그림 1-22

운동 5

의자에 앉은 자세에서 고관절 굴곡

준비 : 탐험 1 ~ 4

목적 : 몸무게를 좌골 앞쪽에 싣고 앉은 자세에서 장골근을 온전히 사용하고, 골반 경사를 적절하게 유지한다.

**자세와
동작 :**

1. 의자나 스툴 앞쪽 절반 위치에 앉는다. 발은 바닥에 댄다. 이때 발은 무릎보다 앞쪽에 위치한다(그림 1-23).

2. 발은 바닥에서 떼지 않은 상태에서 무릎을 천천히 위로 올린다. 발이 바닥에 붙어있기 때문에 사실 무릎을 위로 들 수 없지만, 이 운동의 목적은 무릎을 드는 동작만으로 골반 상단을 앞으로 굴리는 것(전방전위)이다. 이때 장골근이 동원된다.

3. 좌골 앞부분으로 앉게 될 때까지 골반을 전방전위시킨다. 골반이 앞으로 굴러가도 가슴과 머리는 똑바로 유지한다(그림 1-24).

4. 고관절 근육을 이완하고 원래 자세로 돌아온다.

5. 이 운동을 하면서 가능한 허리 근육은 이완한다. 그래서 허리 근육에 의해 골반이 전방전위되지 않게 한다. 허리 근육이 지나치게 긴장되면 장골근의 작용을 방해한다. 허리 근육을 이완하는데 어려움이 있는 사람은 다음 테크닉을 활용해보라.

1) 골반을 전방전위시킬 때 복부로 숨을 들이쉰다(운동 1을 참조하라). 이렇게 하면 복부 근육이 이완된다. 복부 근육이 긴장되어 있으면 골반의 전방전위를 방해한다.
2) 골반을 전방전위시킬 때 어깨를 이완한다.
3) 골반을 전방전위시킬 때 치골이 지면 방향으로 움직인다고 상상한다.

6. 20회 반복한다.

감지 :

장골근을 활요해서 골반이 전방전위되는 것을 감지한다. 이게 바로 이 운동의 핵심이다. 장골근을 활용해서 골반을 전방전위시키는 운동을 하면 평소에도 좌골 앞부분으로 앉기가 쉬워진다. 허리를 바르게 세우고 앉은 자세에서 얼마나 허리 근육을 이완할 수 있는지 확인해보라. 고관절 굴곡근의 지지를 받으면 골반과 척추가 바르게 정렬된 자세로 앉기가 수월하다. 이게 바로 편안하게 앉기 위한 핵심이다.

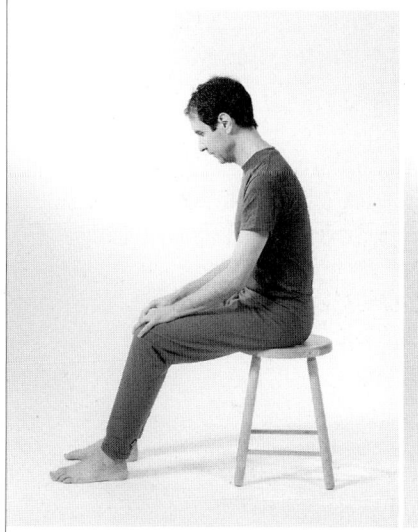

그림 1-23

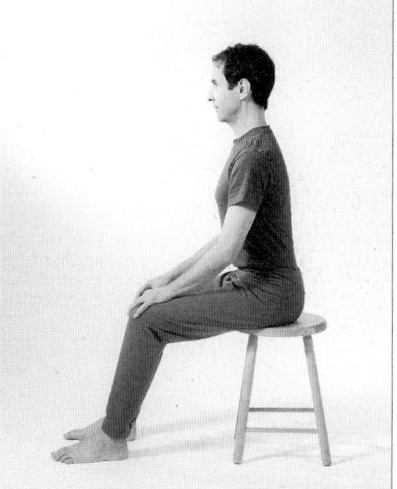

그림 1-24

운동 6

양손과 양무릎을 대고 엎드린 자세에서 목 신전곡

준비 : 탐험 5

목적 : 전방머리자세 forward head posture를 교정한다.

자세와 동작 :

1. 양손과 양무릎을 바닥에 대고 엎드린다. 얼굴은 지면과 수평을 이루고 손바닥은 어깨 바로 아래쪽에 위치한다.

   1단계 : 허리, 복부, 가슴, 그리고 어깨 근육을 모두 이완시킨다(그림 1-25). 허리에 긴장이 없으면 중력에 의해 요추 만곡이 감지될 것이다. 이 자세를 30초 정도 유지하면서 허리가 이완된 느낌이 드는지 확인한다.

   2단계 : 얼굴과 지면이 수평을 유지한 상태에서 머리 뒤쪽을 천천히 위로 올린다. 이때 시선을 위로 향하지 않는다(그림 1-26). 목이 길어진 느낌을 유지하라. 목 뒤쪽 근육이 긴장되게 수축하는 것은 아니다. 이 동작을 할 대 어깨 앞쪽이나 가슴 근육을 긴장시키지는 않는다. 가슴은 넓게 유지한 채로 머리만 위아래로 움직인다.

2. 천천히 처음 자세로 되돌아온다.

3. 8회 반복한다.

감지 :

목 뒤쪽 근육의 길이를 동일하게 유지한 채로 머리를 얼마나 위쪽으로 높게 올릴 수 있는지 확인한다. 또 어깨나 가슴과 분리되어 머리가 얼마나 독립성을 확보할 수 있는지 감지한다. 가슴이나 어깨 앞쪽 근육을 긴장시키지 않고 머리를 위아래로 움직이는 것이 이 운동의 목표이다. 푸쉬업 하듯 동작을 하는 것은 아니다.

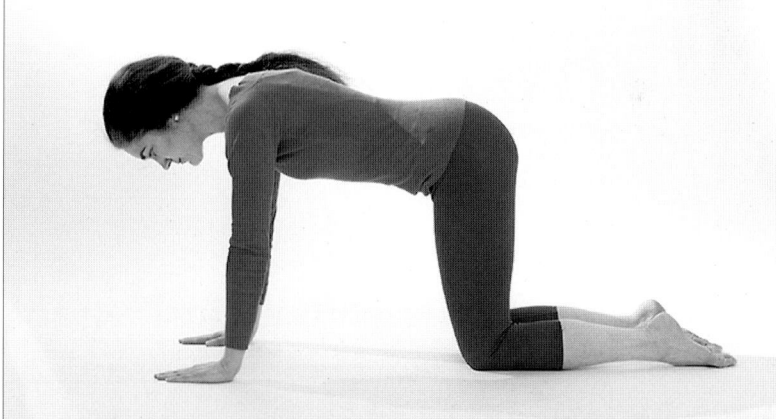

그림 1-25

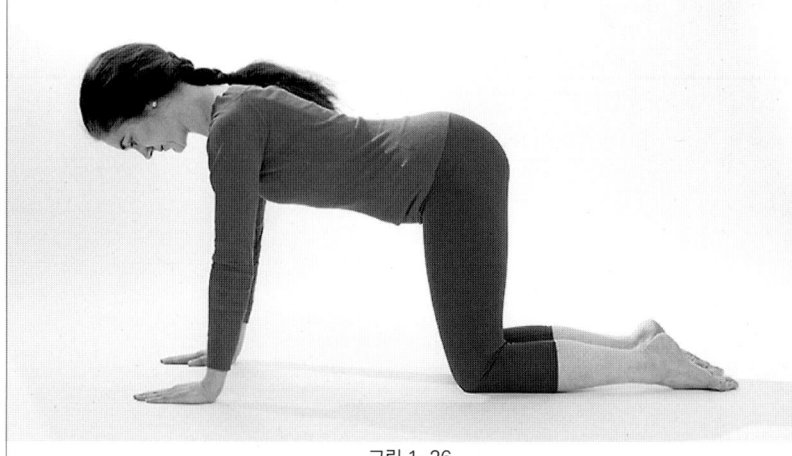

그림 1-26

운동 7

의자에 앉은 자세에서 목 신전

준비 : 탐험 1 ~ 5

목적 : 골반 전방전위와 머리 정렬 사이의 관계를 확인.

**자세와
동작 :**

1. 상체를 약간 앞쪽으로 기울인 자세로 앉는다. 이때 가슴은 구부정하고 머리는 앞쪽으로 떨어져 있다. 등 근육은 완전히 이완한다. 손은 허벅지나 무릎 위에 편하게 올려놓는다(그림 1-27).

2. 운동 5에서 했던 것처럼 골반을 전방전위시킨다. 동시에, 목과 머리를 운동 6에서 했던 것처럼 뒤쪽, 위쪽으로 이동시킨다. 그러면 머리가 평소보다 뒤쪽으로 당겨진 자세에서 좌골의 앞부분으로 앉게 될 것이다. 이때 얼굴은 정면 벽을 향한다(그림 1-28).

3. 동작을 반대로 해서 원래 자세로 돌아간다.

4. 8회 반복한다.

감지 :

> 목 꼭대기에 위치한 근육을 긴장시키지 않고 골반과 머리의 움직임을 동시에 감지하는 것이 핵심이다. 척추 전체가 위아래로 늘어나면서 골반과 머리가 하나로 움직이는지 확인한다. 이 운동의 목적은 머리를 평소보다 조금 더 뒤쪽으로 당기면서 "습관화된 전방머리자세 패턴"을 깨뜨리는 것이다. 운동이 끝나갈 무렵엔 머리를 뒤로 당기는 노력도 내려놓는다. 목의 꼭대기에 머리가 아무런 긴장도 없이 균형을 이룬 채로 편안하게 놓여있는지 확인하라.

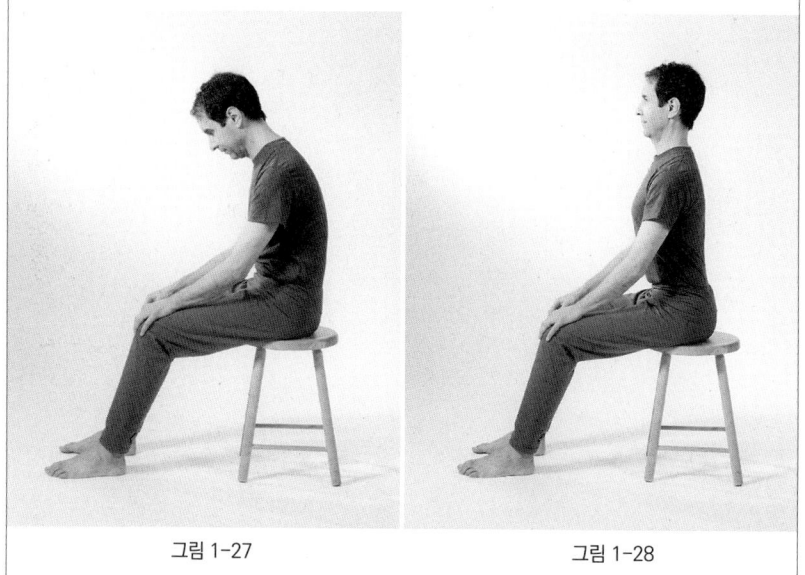

그림 1-27   그림 1-28

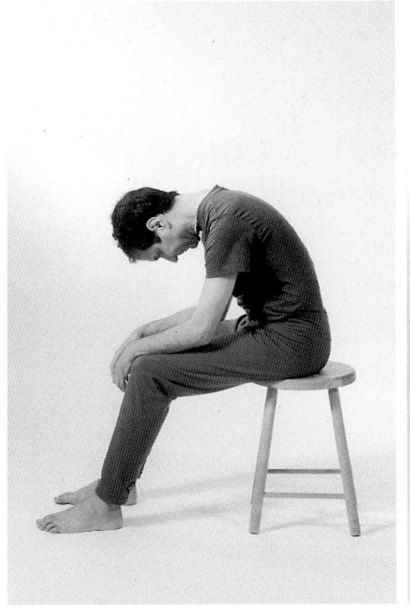

그림 1-29

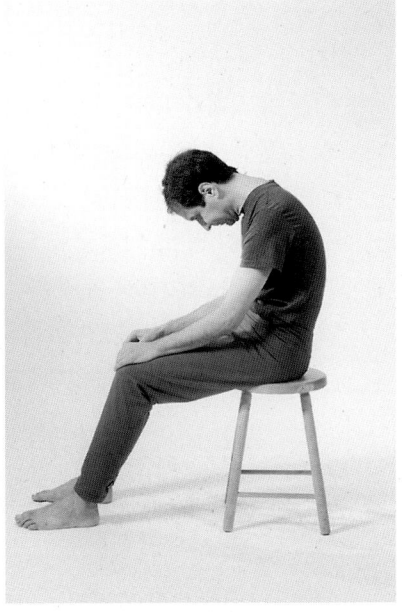

그림 1-30

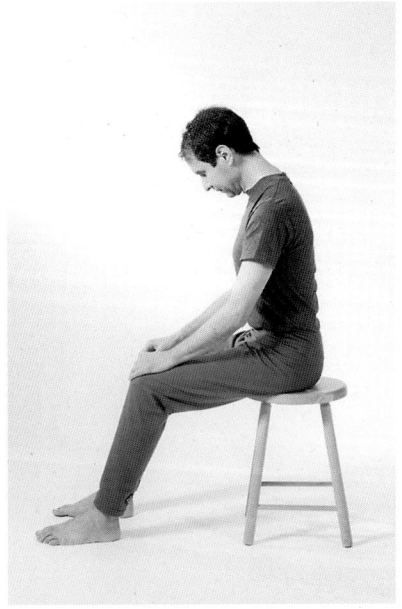

그림 1-31

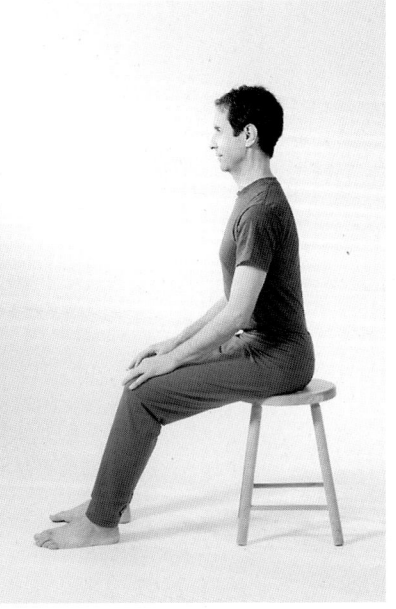

그림 1-32

운동 8

앉은 자세에서 파동 만들기

준비 : 탐험 1 ~ 6

목적 : 척추 전체를 자연스럽게 움직이기.

**자세와
동작 :**

1. 의자나 스툴 앞쪽에 앉는다. 이때 가슴은 구부정하게 하고 머리는 아래쪽으로 떨어뜨린다. 척추기립근 전체의 긴장을 완전히 뺀다. 손은 허벅지나 양무릎 사이에 편안하게 내려놓는다(그림 1-29).

2. 숨을 내쉬면서 발바닥으로 지면을 누르고 동시에 골반을 후방전위시킨다. 등을 둥글게 말고 머리를 숙인 자세를 유지한다(그림 1-30).

3. 골반의 무게가 좌골 뒤쪽으로 가해지게 한 다음, 숨을 들이쉬면서 골반을 앞쪽으로 굴린다. 이 동작을 호흡과 함께 반복하면서 골반의 후방전위와 전방전위 사이 움직임이 부드럽게 이어지도록 한다. 골반이 전방전위될 때는 머리가 자연스럽게 들린다. (그림 1-31)

4. 골반을 전방전위시킬 때는 좌골 앞부분으로 앉게 될 때까지 나아간다. 그러면 가슴과 머리가 완전히 펴지며 바른 앉기 자세가 된다. (그림 1-32). 이 자세가 각인될 때까지 몇 초 정도 멈추어서 몸을 인지한다.

5. 처음 자세로 돌아와 전방전위와 후방전위를 반복한다.

6. 위 내용을 8회 반복한다.

감지 :

이 운동은 앞에서 했던 모든 운동을 합친 것이다. 골반의 전방전위와 후방전위 사이의 전환이 부드럽게 이어지게 하는 것이 목적이다. 이를 통해 골반에서 머리까지 마치 파동이 전달되듯 부드러운 움직임이 일어난다. 골반을 전방전위시킬 때는 파동이 골반에서 척추를 타고 머리까지 올라간다고 상상하고 그때의 느낌을 감지한다. 이는 어린 식물이 자라면서 위로 가지를 펼치는 것과 닮았다. 동작을 할 때 여러분은 파동이 지나가던가, 척추가 신장되는 것을 느낄 수 있을 것이다. 그리고 이를 통해 척추의 자연스러운 움직임을 체득하게 될 것이다.

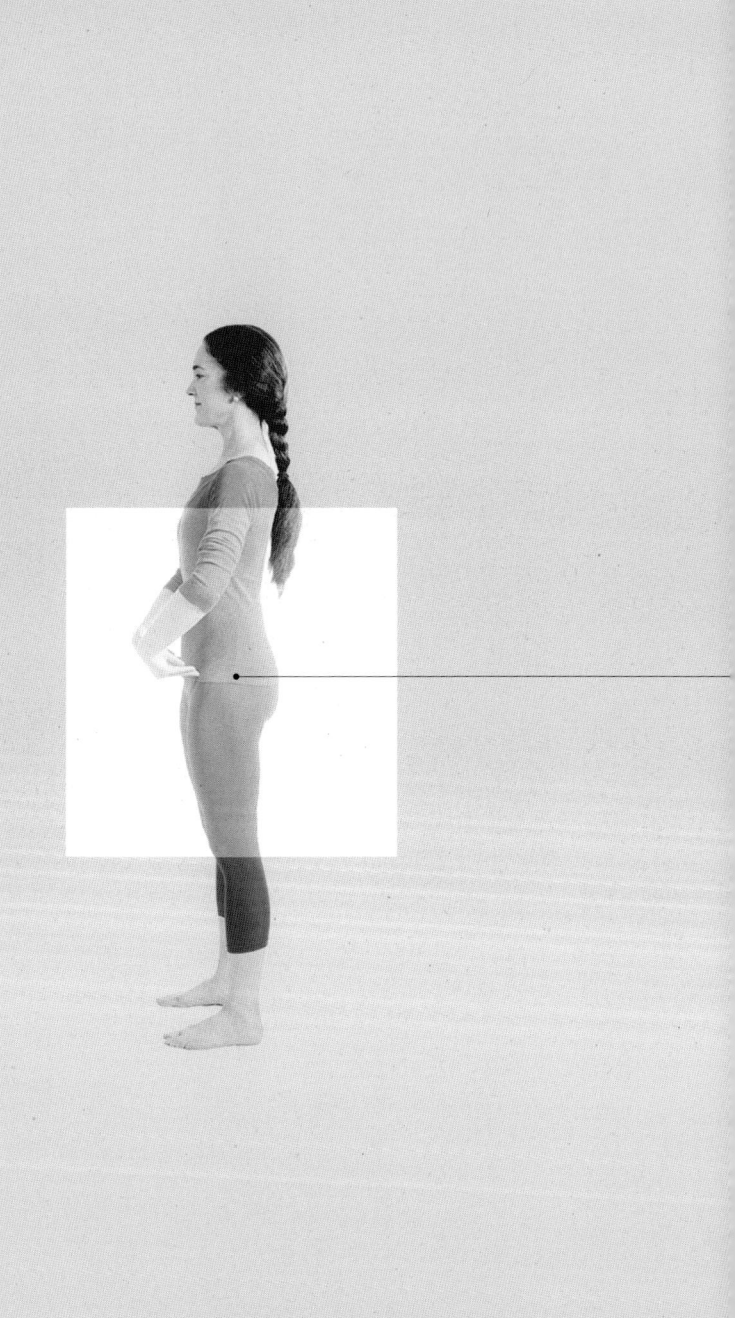

서기

Standing

여러분은 자신이 중력에 대해
갖고 있는 관점을 뒤집을 필요가 있다.
거기서부터 몸을 사용하는
법을 변화시킬 수 있다.
중력이 자신을 당기고 있다고 상상하기보다,
중력이 자신의 몸을
지지해주고 밀어준다고 생각해보라.

근육재훈련요법을 통한
바른자세 만들기

2장

인간은 태어난 순간부터 지구와 관계를 맺는다. 지구와 인간은 동반자이다. 움직이거나 걷기 위해서는 중력과의 협업이 필요하다. 엎드려서 기어다니는 4개월 된 아이를 보면, 그 아이가 하는 동작들 중 대부분이 자신의 신체 부위를 위쪽, 앞쪽으로 나아가게 하는 일이라는 것을 알게 된다. 아이는 지속적으로 중력과 관계를 맺으며 자신의 근육과 신경을 발달시키려는 노력을 하다 결국엔 서게 된다. 똑바로 선 아이의 머리는 발에서부터 가장 먼 위치에 도달한다. 하지만 이 자세에서도 지구와 관계 맺는 일은 계속된다.

바로 서는 일이 중력과의 싸움이라거나 또는 중력은 극복해야만 하는 그 무엇이라는 말을 종종 듣는다. 중력은 너무나 강하여 정복할 수 없으며 인체는 그 사실을 이미 알고 있다. 인체는 중력장 안에서 더 쉽게 움직이기 위한 지렛대 역할을 해줄 수 있도록 근육과 뼈, 그리고 결합조직을 진화시켰다. 인간은 실제로 지구와 협업할 수 있는 형태로 진화되었다.

자신의 몸이 때때로 중력과 협업하고 있지 않은 것처럼 느껴질 때도 있다. 이를 잘 표현해주는 만화가 생각난다. 자명종이 울리면 줄이 당겨지며 침대에서 끌려 올라갈 때, 줄에 매달린 주인공이 이런 말을 한다.

"오늘 아침엔 중력이 특히 더 강력해."

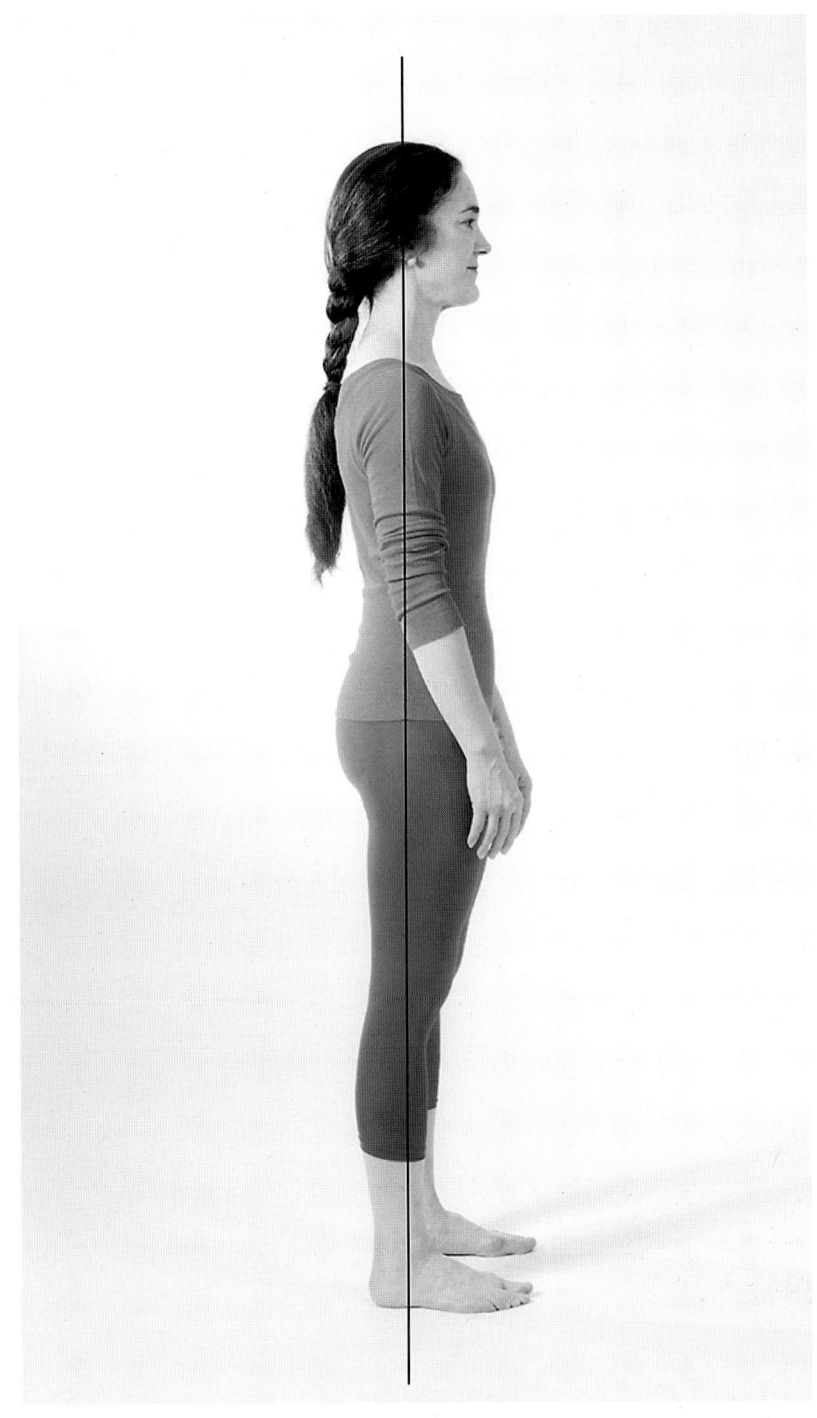

gravity and you

중력과 인간

바르게 서 있는 사람은 잘못 서 있는 사람보다 힘이 덜 든다. 서는 자세가 중노동이 된다면 중력이 마치 적군처럼 느껴진다. 몸은 자연스러운 정렬 상태에서 가장 잘 움직인다. 여기서 "자연스러운 정렬"이란 원래의 디자인에 부합된다는 의미이며, 여기엔 신체적인 측면뿐만 아니라 심리적인 측면도 포함된다. 그러니 중력을 파트너로 삼는다면, 어떻게 부자연스러운 정렬이 생길 수 있겠는가?

몸, 마음, 정신은 서로 분리되지 않는다. 때문에 직립 자세는 평생 신체와 정신의 영향을 받는다. 상처, 감정, 생각, 문화, 직업, 그리고 육체적 훈련 상태가 그대로 자신의 직립 자세에 영향을 미친다는 뜻이다. 이러한 영향은 습관을 형성하고, 습관은 직립 정렬standing alignment자세의 "초기값"을 형성한다. 따라서 이 초기값을 인지하여 개선시킬 수 있으면 습관화된 안 좋은 서기 자세를 변화시킬 수 있다.

내가 치료를 해줬던 대부분의 사람들이 자신의 자세, 정렬 상태, 또는 움직임을 역전시키고 교정을 이루었다. 청소년기에 유발되는 측만증이나 실제 다리길이차이leg-length difference 같은 구조적인 문제를 지닌 사람들 조차도 움직임패턴이 개선되었다. 움직임이 개선되면 당연히 신체 기능도 개선된다.

여러분은 자신이 중력에 대해 갖고 있는 관점을 뒤집을 필요가 있다. 거기서부터 몸을 사용하는 법을 변화시킬 수 있다. 중력이 자신을 당기고 있다고 상상하기 보다, 중력이 자신의 몸을 지지해주고 밀어준다고 생각해보라. 서 있을 때 발이 지면을 누르는 만큼, 지구가 여러분의 발을 밀어준다고 관점을 바꾸면 된다. 물리학에서는 이러한 힘을 지면반발력ground reactive force으로 정의한다. 재밌게도 인체의 뼈들을 밀어 올려주는 지면반발력을 더 잘 느낄수록, 몸은 더 쉽게 이완되고, 발은 지면에 더 깊게 뿌리내린다. 위쪽으로 향하는 힘이 발에서부터 올라와 몸 전체를 관통해 머리까지 전달된다고 상상해보라. 그 힘에 의해 뼈가 제 위치를 찾아간다. 다음에 제시한 탐험이 이를 확인하는데 도움이 될 것이다.

서기 탐험

탐험 7

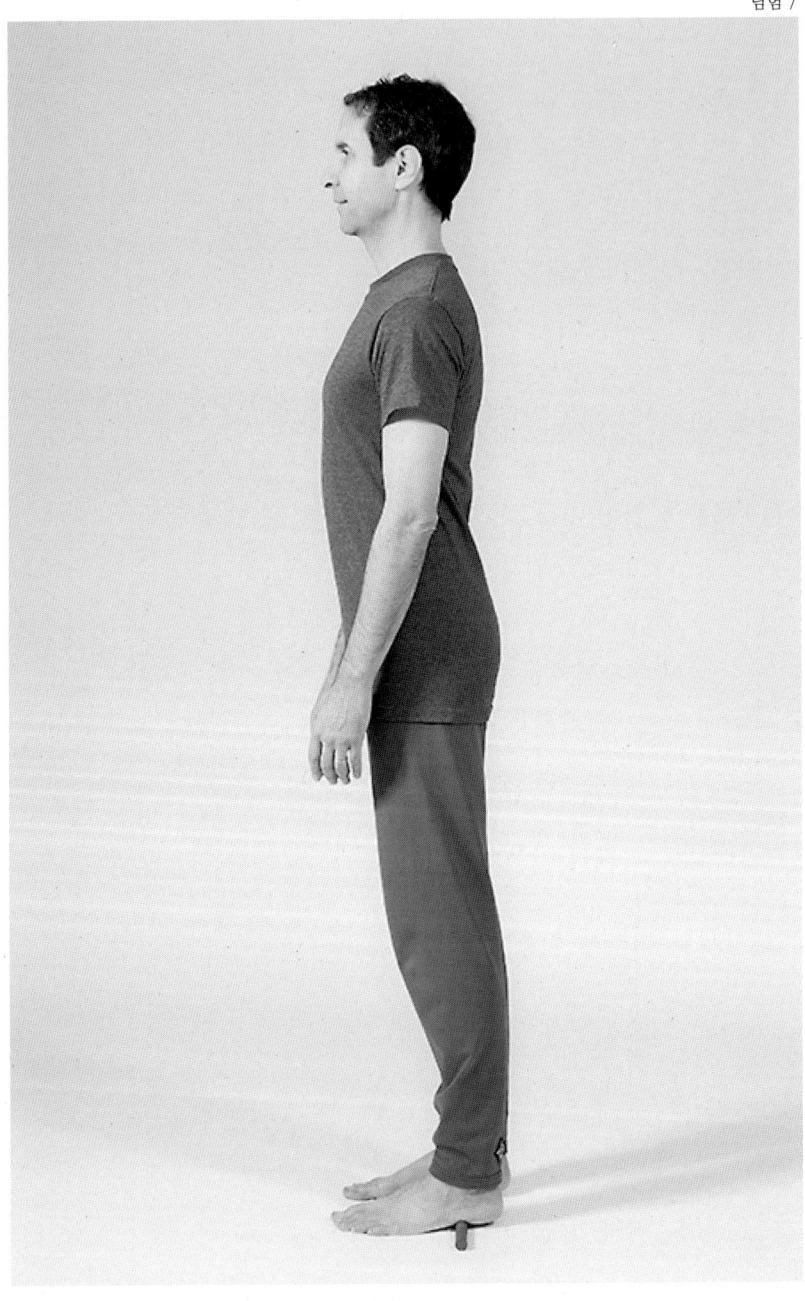

sitting
standing
walking

서기 탐험 - 7

1 ── 똑바로 서서 한쪽 발목을 내려본다. 발목 안쪽과 바깥쪽에 튀어나온 뼈가 보일 것이다. 이 뼈를 복사뼈라 한다. 내측 복사뼈와 외측 복사뼈는 하퇴 부위에 있는 경골과 비골 하단에 위치한다. 발목에서 돌출되어 나온 내측, 외측 복사뼈는 서 있을 때 대략적으로 하퇴의 무게가 발의 꼭대기 부위에 전해지는 지점이다.

2 ── 양발을 평행하게 유지하고 선 자세에서, 나무못이나 연필을 발 아래에 놓는다. 위치는 뒤꿈치 앞쪽, 족궁 바로 아래이다. 이 위치는 내측과 외측 복사뼈 바로 아래에 해당된다.

3 ── 연필이 발을 누르는 느낌에 집중한다. 몸 전체가 왼발과 오른발 밑에 있는 연필 위에 위치한다면 신체 정렬이 바르게 이루어질 것이다. 지면에서 연필을 통해 올라오는 힘이 다리를 밀어 올리고, 골반, 척추, 그리고 머리까지 전달된다고 상상한다. 힘이 지나가는 길을 따라 골격도 함께 위로 움직인다고 상상해 보라. 마치 연필 위에서 뼈들이 떠오르는 느낌이다.

4 ── 연필은 그대로 두고 앞으로 한 발 나가서 서 보라. 연필에 눌렸던 발바닥 지점을 기준으로 밀어 올리는 느낌을 기억하라. 그 기준점을 중심으로 다리가 균형을 이루어야 한다. 발목은 이완하라. 종아리 근육도 긴장되어서는 안된다.

5 ——— 몸 전체를 앞뒤로 가볍게 흔들어보라. 나무가 바람에 흔들린다고 상상한다. 이때 어떤 방향으로 몸이 흔들리더라도 몸무게는 발 위에 고르게 분산되어 있어야 한다. 발이 땅에 붙어있다고 상상한다.

6 ——— 몸 흔드는 동작을 멈추고 다시 발의 기준점 위에서 다리가 균형을 잡고 있는지 확인한다. 발목과 발등이 평소보다 이완된 느낌이 나는가?

central vertical axis

중심수직축

직립정렬이 좋다는 것은 하나의 뼈가 다른 뼈 위에서 균형을 갖추고 배열되어 있다는 의미이다. 이 경우 뼈들은 일을 최대로 하고, 근육은 일을 최소로 한다. 고관절은 무릎 위쪽에 위치해야 하며, 상체는 골반 바로 위에 있어야 한다. 이를 이해하기 위해 몸 중심을 지나는 수직선을 그려보면 도움이 된다. 이 수직선은 대략 귀, 고관절, 그리고 발목을 지난다. 이름은 중심수직선central vertical line이라 하며, 이 선은 인간의 중력축axis of gravity에 해당된다.(그림 2-1) 중심수직선이 정확히 어디를 지나는지 자세하게 알 필요는 없지만, 중요한 부위 정도를 알고 있으면 도움이 된다.

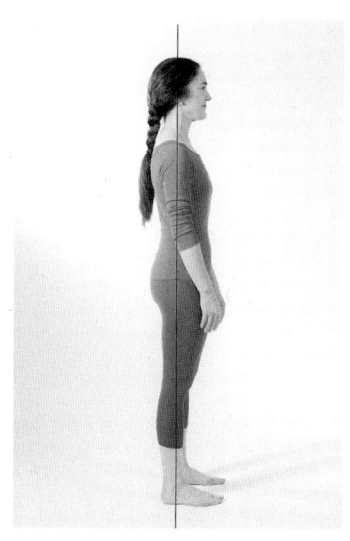

그림 2-1

the pelvis

골반

1장에서 이미 설명했지만, 골반은 좌골반과 우골반으로 나뉜다. 척추뼈 하단엔 천골이라는 뼈가 있어서 좌골반과 우골반이 여기서 만난다. 이에 대해서는 곧 자세히 다루도록 하겠다.

고관절(그림 1-1을 참조하라)은 인체에 2개가 있으며 구상관절이다. 볼 모양의 고관절 골두가 좌우 골반의 소켓에 안착되어 있다. 골반은 서 있을 때 정지해 있지 않고 끊임없이 하지 위에서 균형을 이룬다. 예를 들어, 공 위에서 균형을 잡으려고 할 때, 그 공 꼭대기에 있어야지 공 앞이나 뒤에서 균형을 잡을 수는 없다. 같은 이유로, 인간은 서 있을 때 골반의 고관절 소켓이 고관절 골두 위에 놓여 있어야 한다. 이를 서 있을 때의 골반 중립전위neutral tilt 자세라 한다. 만일 골반이 전방 또는 후방으로 지나치게 전위되어 있거나, 또는 중심에서 이동되어 있으면(골반 이동에 대해서도 곧 다룬다), 고관절 골두 위에서 균형을 잡기가 어렵다. 이런 일이 일어나면 균형을 유지하기 위해 신체 다른 부위의 근육들이 긴장된다.

결론적으로, 골반에서 일어나는 두 가지의 주된 움직임이 서기 자세에 영향을 준다. (1) 전위tilting 는 전방전위와 후방전위로 나뉜다. (2) 이동shifting 도 전방이동과 후방이동으로 나뉜다. 골반의 전위와 이동이라는 말을 들으면 이에 대해 머리속에 그림으로 그릴 수 있어야 한다. 사람들은 보통 이 두 용어를 혼동하곤 한다. 따라서 필요하다면 선 자세에서 골반의 전위와 이동을 과도하게 해 보고 각각의 움직임이 어떻게 다른지 체득해야 한다. 그렇게 하면 직립정렬에 대해 이해하는데 도움이 된다.

선 자세에서 기억해야 할 또 다른 정렬 요소는 바로 좌우 골반의 대칭성이다. 좌우 골반이 거울을 보듯 대칭을 유지하지 못하면, 이를 비대칭적인 골반이라 한다. 양쪽 골반이 비대칭적으로 되는 이유는 다양하다. 비대칭이 되면 골반은 회전, 전위, 이동 편향이 일어난다. 인체는 본래 불완전하고 비대칭적인 요소를 수없이 타고 나기 때문에, 골반 비대칭 Pelvic asymmetry은 보통 인체 움직임에 있어 큰 문제라고 보기 어렵다. 이에 대해서는 이 책에서 직접적인 실습으로 다루진 않았다. 내가 치료를 해주었던 많은 이들이, 비록 겉으로 보기에 비대칭성이 개선되지 않았지만, 근육톤이 증가함으로써 통증 감소를 이루었다.

골반 전위

직립정렬 자세를 증진시키기 위한 시작점은 바로 골반 전위에 대해 탐구하는 것이다. 골반이 전위된 감각을 얻기 위해, 우선 골반을 물이 가득 든 양동이로 상상한다. 양동이 입구는 대략 바지를 입었을 때 허리띠 근처에 해당된다. 양동이(골반)가 전방전위 되면 물이 앞쪽으로 쏟아지고, 후방전위되면 뒤쪽으로 쏟아진다. 골반과 양동이가 똑같은 구조를 갖고 있는 것은 아니기 때문에, 이러한 비유가 완벽한 것은 아니다. 골반은 사실 다리뼈 꼭대기의 둥근 고관절 골두 위에서 균형을 잡고 있다. 하지만 그럼에도 불구하고 나는 이 양동이 비유가 매우 유용하다고 생각한다. 고관절에서 골반이 움직이는 감각을 정확하게 인식하는데 도움이 되기 때문이다.

　　　　　1장에서 소개했던 골반의 중립전위자세neutral tilt position에 대해 떠올려보라. 골반이 중립전위자세에 있을 때 척추의 만곡과 머리의 바른 위치를 가장 잘 지지해준다. 선 자세에서 보면 골반이 중립전위자세에 있을 때 골격계가 가능한 최대로 일을 하고, 근육계는 가능한 최소로 일을 한다. 이때 골반의 전위가 중립 상태라는 것과 양동이 입구가 지면과 평행이라는 의미는 아니다. 사실 중립전위자세에서 골반은 약간 앞쪽으로 기울어져 있다. 선 자세에서 골반 자세를 확인하려면 먼저 앉은 자세에서 바른 골반의 위치를 확인해보라. 이에 대해서는 1장의 탐험 3을 보면 된다. 그런 다음 선 자세에서도 앉은 자세와 똑같은 골반 전위 자세를 취하면 된다. 2장에서 소개하는 운동 10번은 선 자세에서 골반의 중립전위자세를 감지하는데 도움이 되도록 고안되어 있다.

　　　　　선 자세에서 골반이 지나치게 전방전위 또는 후방전위되면(그림 2-1를 기준으로 그림 2-2에서 2-5까지 서로 비교해보라) 척추와 다리는 이 골반에 맞추어 그 정렬 상태가 변한다. 1장에서 했던 탐험과 운동을 통해 여러분은 골반이 후방전위되면(허리 만곡이 평평해지거나 역전되면) 자연스러운 요추 만곡이 감소하고, 전방전위되면 요추 만곡이 증가하는 것을 감지했을 것이다. 다리도 마찬가지다. 골반이 지나치게 후방전위되면 다리는 외회전되고, 전방전위되면 내회전된다. 이러한 골반, 척추, 다리의 정렬 상태는 보행에도 영향을 미친다. 왜냐하면 걸을 때 발끝은 바깥쪽이나 안쪽을 가리키지 않고 똑바로 앞을 향해야 하기 때문이다. 나는 많은 이들이 앉은 자세와 선 자세에서 골반이 지나치게 후방으로 전위되어 있는 모습을 보아왔다. 그렇기 때문에 대부분의 사람들이 때때로 골반이 후방전위된 자세를 좋은 자세로 착각하곤 한다.

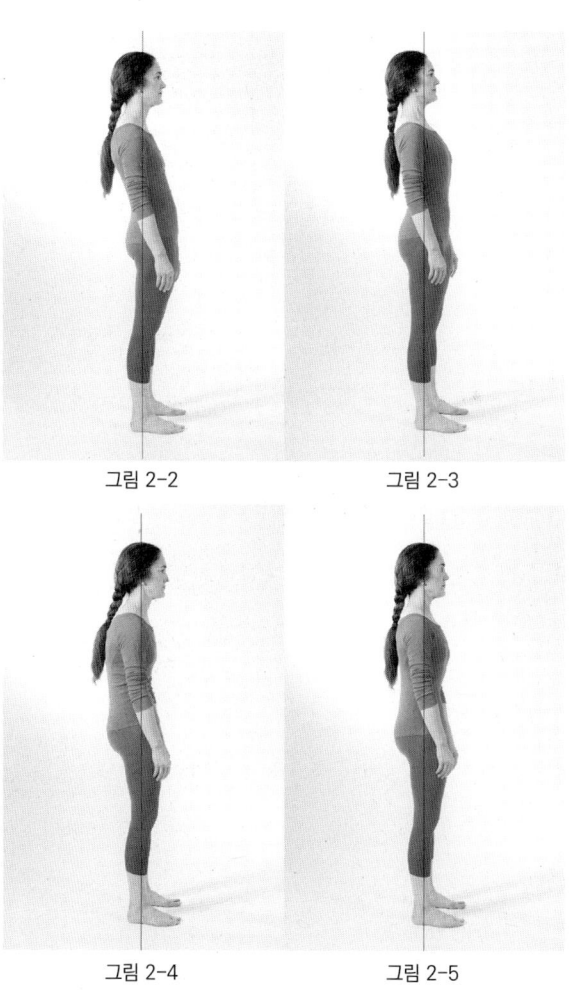

그림 2-2   그림 2-3

그림 2-4   그림 2-5

서기 탐험

탐험 8-1

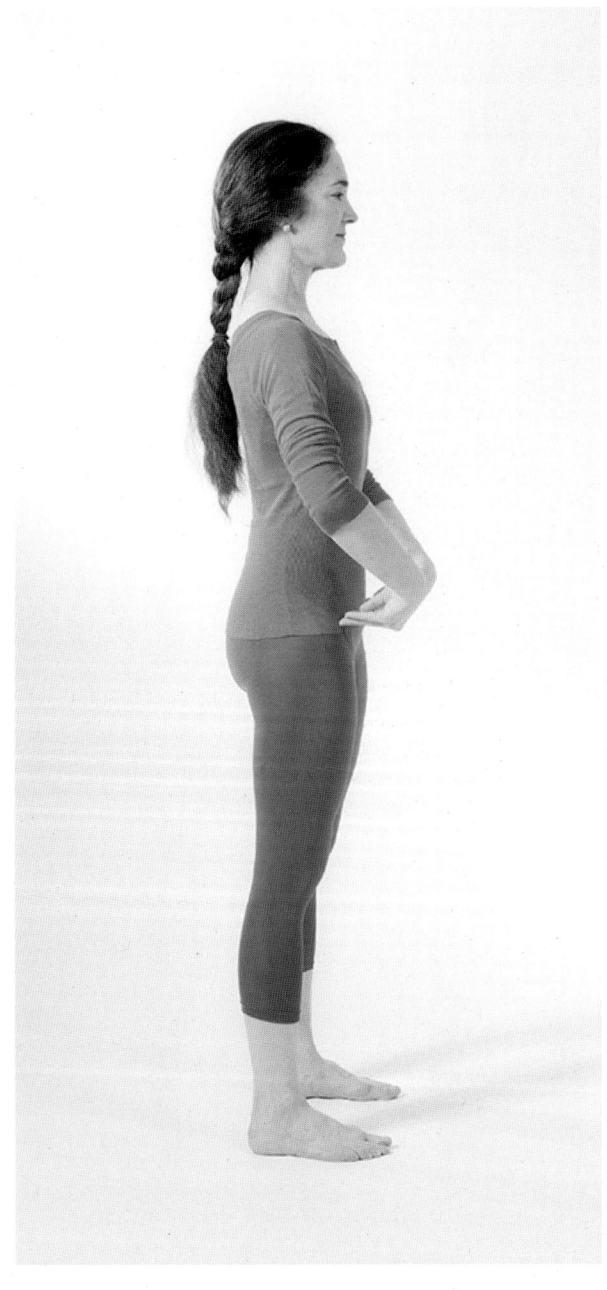

서기 탐험

탐험 8-2

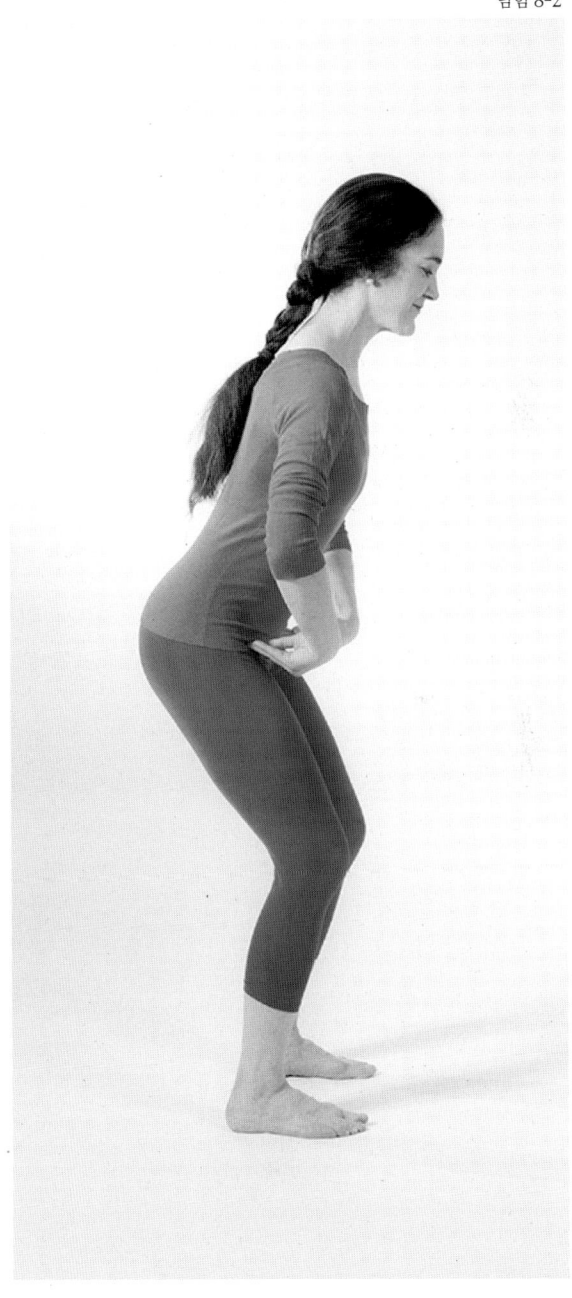

서기 탐험 - 8

1 —— 두 발을 나란하게 하고 선다. 손가락으로 골반의 앞쪽 중심에 위치한 치골 상단을 누른다. 그런 다음 손가락으로 치골 상단과 좌우 골반 끝점을 수평으로 잇는 선의 중간을 누른다. 이곳이 대략 고관절이 위치한 부위이다. 좌우에서 손가락으로 누르고 있는 고관절 부위가 스쿼트 자세로 앉거나 일어설 때 닫히거나 열리는 부위이다.

2 —— 골반이 양동이고, 허리띠가 닿는 위치가 양동이 입구라고 상상한다. 손가락으로 좌우 고관절 앞쪽을 누르면서 천천히 무릎을 굽힘과 동시에 고관절 경첩도 굽힌다. 고관절이 접힐 때 손가락이 안으로 들어가는 느낌을 감지하라. 이때 의도적으로 골반을 전방전위시킨다. 그러면 양동이의 물이 앞쪽으로 쏟아지는 형상과 같다. 골반이 좀 더 전방전위될수록 고관절 경첩은 더 많이 접힌다. 편안한 느낌 한계 내에서 최대한 스쿼트 자세를 취한다. 이때 발바닥은 지면에 계속 붙어있어야 한다.

3 —— 발바닥으로 지면을 누르면서 다리를 펴고 원래 자세로 돌아온다. 손가락 아래의 경첩이 열리는 느낌을 확인하라.

4 ─── 이렇게 작게 스쿼트 자세를 취했다 선 자세로 돌아오는 동작을 10회 반복한다. 선 자세에서 굴곡할 때 움직임이 고관절에서 구동되고, 신체 다른 부위가 그 움직임에 따라 어떻게 반응하는지 감지하라.

5 ─── 처음 자세로 돌아온다. 골반이 전방전위되면서 고관절이 접히는 부위의 느낌을 기억하라. 그런 다음 무릎을 굽히지 않으면서 골반을 전방전위시켜본다. 이때 골반이 대퇴골 상단에서 균형을 이루는 느낌을 확인한다. 1분 정도 이 자세를 유지하면서 평상시 직립정렬 자세와 현재 느낌이 어떻게 다른지 확인한다.

골반 이동

중심수직축에서 골반이 앞쪽이나 뒤쪽으로 전체적으로 움직이는 것을 나는 골반 이동pelvic shift으로 정의한다. 골반 이동은 선 자세에서 일어나며 앉은 자세와는 상관이 없다. 서 있는 사람을 측면에서 보면 이 골반 이동을 쉽게 관찰할 수 있다(그림 2-6에서 2-8까지 확인하라). 골반 이동과 전위는 서로 다른 움직임이다. 그렇기 때문에 골반 이동이 골반 전위에 영향을 주는 것은 아니다.

긴 밧줄에 매달려 흔들리는 양동이를 상상해보라. 양동이가 앞뒤로 이동하는 것은 골반의 전방이동과 후방이동으로, 선 자세로 가만히 서 있으면 양동이가 줄에 매달려 중간에 위치한다고 상상한다. 골반이 앞뒤로 이동하면 다리와 척추도 골반에 이끌려 중심

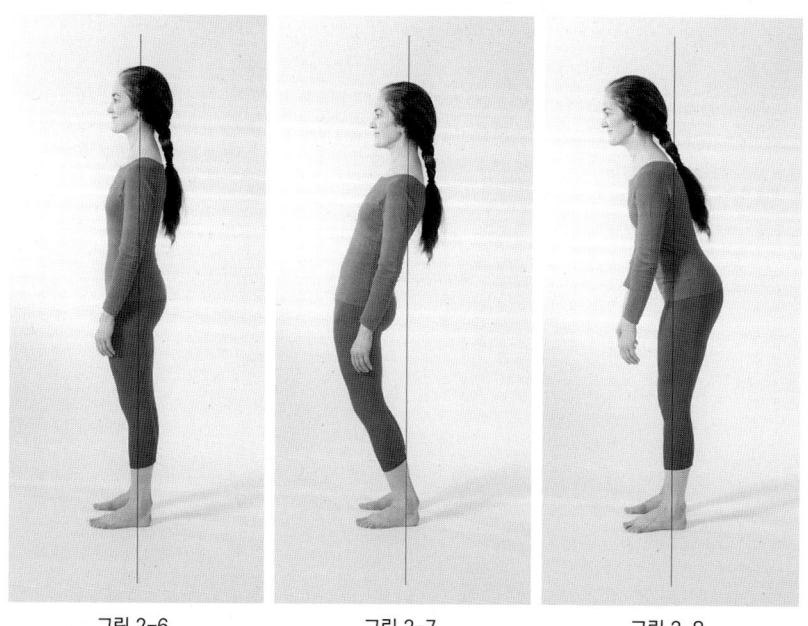

그림 2-6　　　　　그림 2-7　　　　　그림 2-8

축에서 앞뒤로 움직인다. 반대로, 골반이 중간에 위치하면 척추와 다리는 대략 수직선에 위치한다. 그림 2-6을 보면 골반이 전방이나 후방으로 이동되지 않으면 흉곽과 머리가 몸의 다른 부위와 더 쉽게 일직선을 이루는 모습을 확인할 수 있다.

보통은 골반을 전방이동시킨 자세로 서 있는 사람들이 많다. 골반이 전방이동되면 요추가 제대로 지지받지 못한다. 이 자세에서는 골반이 고관절 앞쪽 인대에 기대는 형태가 된다(그림 2-2와 비슷한 정렬 상태를 지닌다). 이렇게 서 있으면 인대가 자세를 유지하는데 주도적으로 관여하기 때문에 편하게 느끼는 사람들도 있다. 하지만 골반이 전방이동되면 흉곽과 상부 척추가 중심수직축 뒤쪽으로 이동해 요추 만곡이 망가진다.

골반이 후방이동된 사람은 훨씬 적다. 골반이 후방이동되면 균형을 유지하기 위해 머리와 흉곽이 앞쪽으로 강압적으로 끌려가게 된다(그림 2-4와 비슷한 정렬 상태를 지닌다).

서기 탐험

탐험 9-1

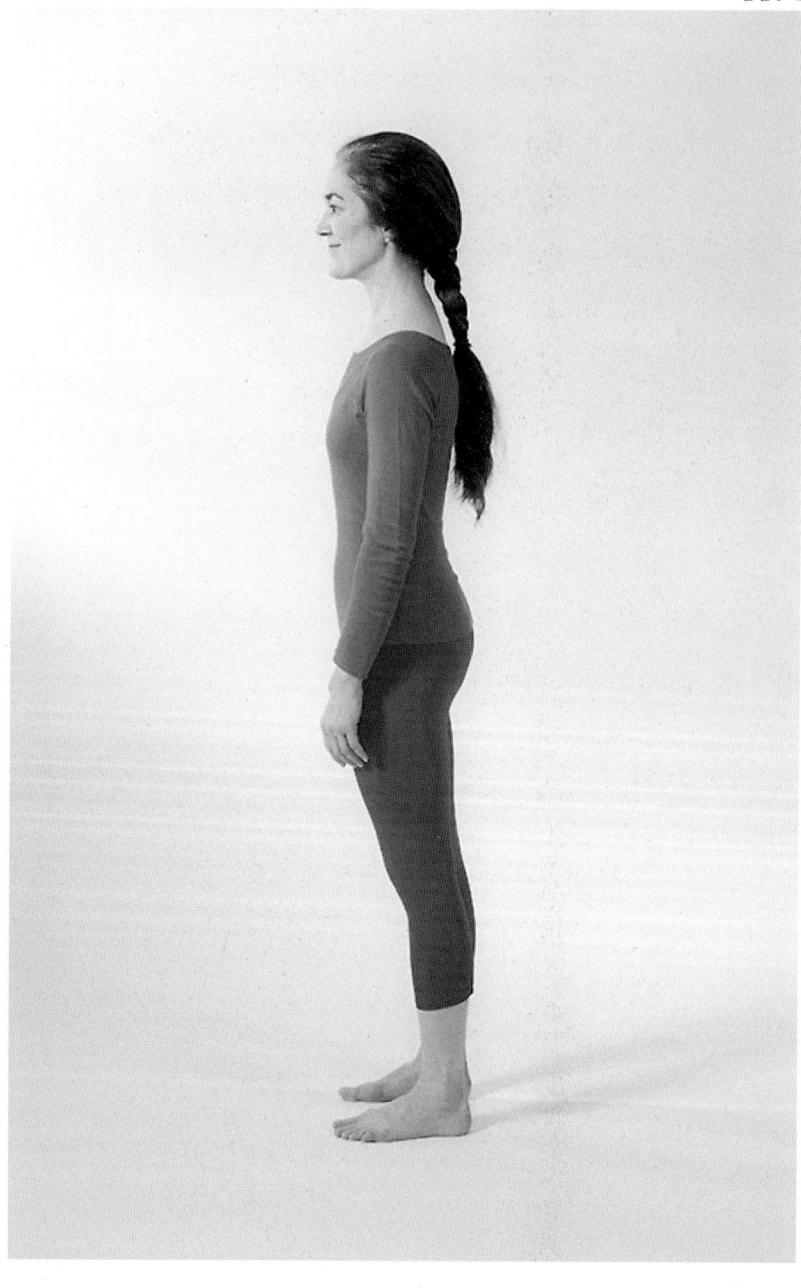

서기 탐험

탐험 9-2

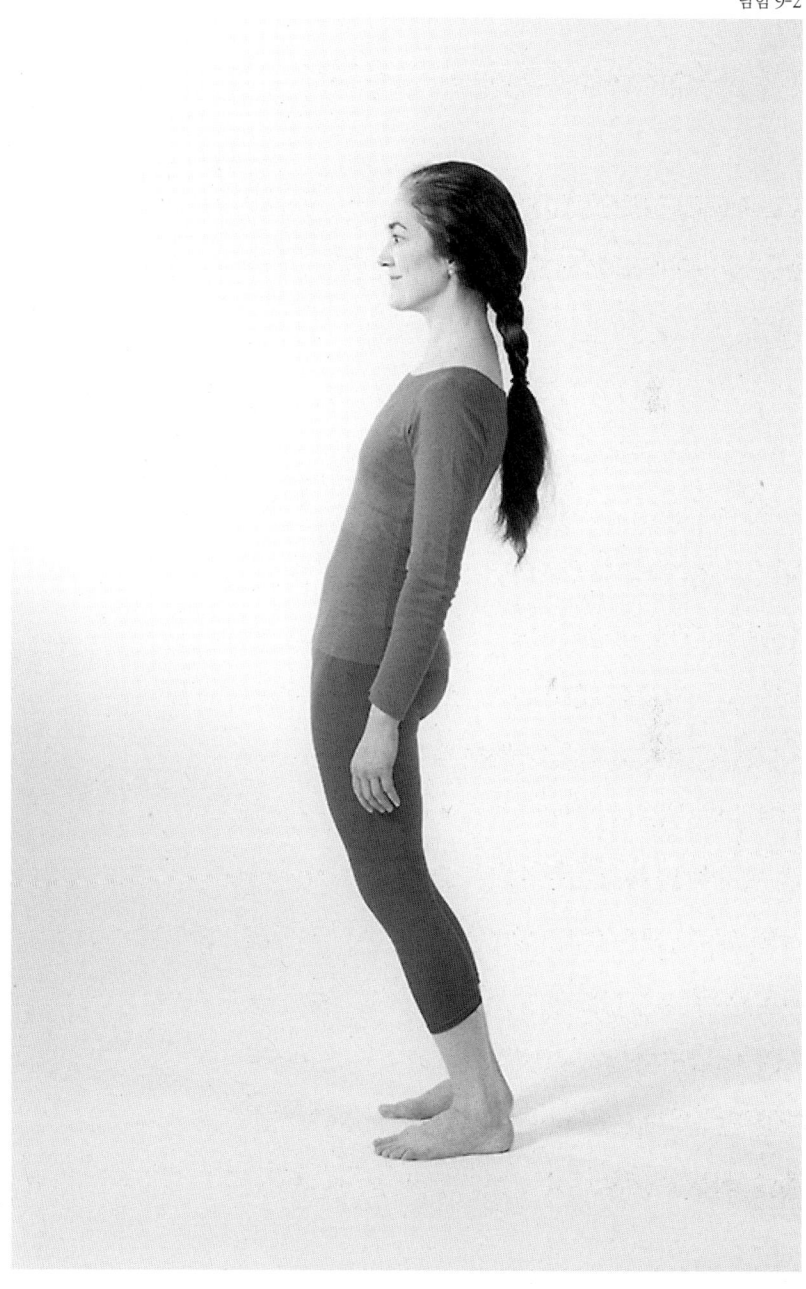

서기 탐험

탐험 9-3

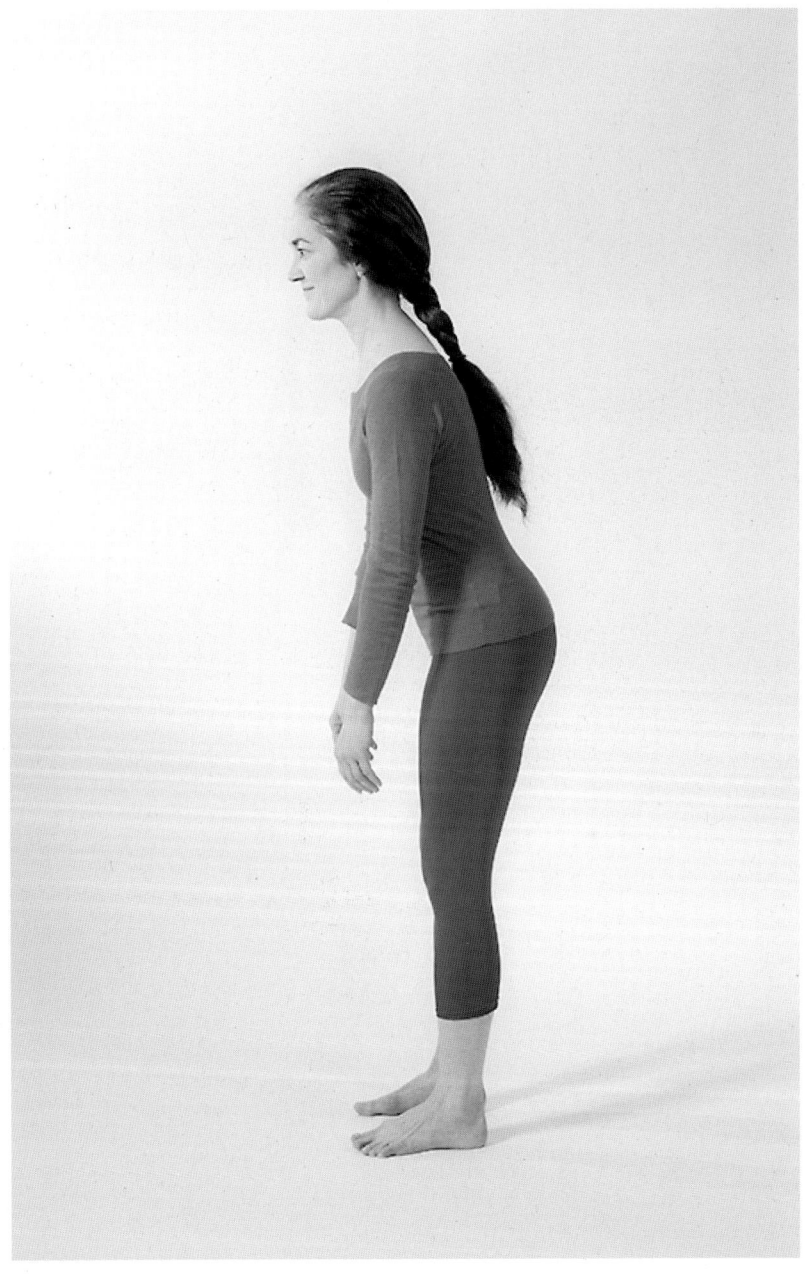

sitting
standing
walking

서기 탐험 -9

1 ── 똑바로 선다.

2 ── 이번엔 골반 양동이가 길다란 줄에 매달려 있다고 상상하라. 편안한 상태에서 가능한 멀리 골반을 전방이동시킨다. 이때 줄에 매달린 양동이가 앞쪽으로 이동한다고 상상한다. 골반이 앞으로 나아가면 신체 다른 부위에서는 어떤 일이 일어나는지 확인하라. 발바닥에서도 골반 무게 이동에 따른 특별한 변화가 감지되는가? 무릎의 위치는 어떻게 바뀌었는가? 허리에 더 많은 압박이 느껴지는가? 흉곽과 머리 위치는 어떻게 변했는가?

3 ── 처음 자세로 돌아온다. 이젠, 골반을 후방이동시킨다(옆에서 보면 골반이 발목보다 뒤쪽으로 이동한다). 앞에서 했던 것과 마찬가지로, 신체 다른 부위에서 어떤 일이 일어나는지 확인하라.

4 ── 처음의 정상 자세로 돌아온다. 좌우 손가락으로 치골 높이에서 골반 좌우 중간 지점을 누른다. 수평면이 양손가락 사이를 지난다고 상상한다. 골반을 미세하게 전방전위, 후방전위, 전방이동, 후방이동시킨다. 그러면서 발바닥의 균형점(탐험 6을 떠올려 보라)에서 바로 위로 그은 가상의 선 위에 골반을 위치시킨다. 이렇게 하면 전방이동과 후방이동 사이 중간 지점에 몸 전체가 위치하게 될 것이다. 이때의 느낌이 자신의 평상시 직립정렬 자세와 어떻게 다른지 감지하면서 1분 정도 가만히 있는다.

the spine

척추

척추는 하나의 긴 구조물이지만 꼬리뼈에서 두개골 하단까지 여러 부분으로 나뉜다(그림 2-9). 해부학자들은 척추뼈를 총 33마디, 4개의 분절로 나누는데, 각각의 분절은 오목하거나 볼록한 만곡을 형성한다. 천골과 미골 분절, 요추 분절, 흉추 분절, 그리고 경추 분절, 이렇게 4개의 분절로 척추를 나누는 것은 전체 구조를 세밀하게 이해하는데 도움이 된다. 하지만 척추는 전체적으로 통합된 단일체로 기능한다는 사실을 기억하고 있어야 한다.

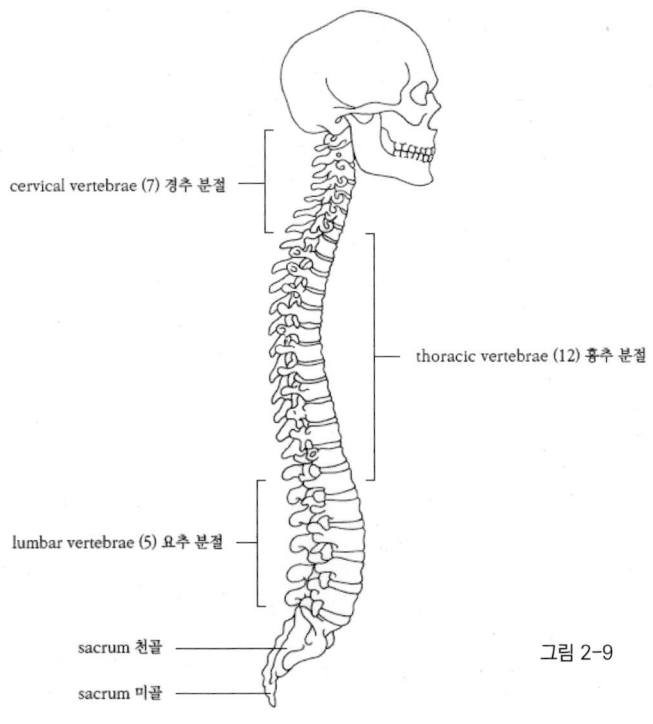

그림 2-9

천골&미골 분절

천골과 미골(꼬리뼈)은 척추 최하단, 좌우 장골 사이에 위치한다. 천골은 5개의 척추뼈가 하나로 뭉쳐서 된 삼각형 구조물이다. 미골은 천골 아래에 있으며 3개에서 5개 정도의 작은 뼈가 하나로 모인 뼈이다. 천골도 척추의 일부이지만 골반의 장골 사이에 샌드위치처럼 끼어 있어서 골반대의 일부로 보기도 한다. 천골과 미골은 뒤에서 봤을 때 볼록한 만곡을 이룬다. 척추의 나머지 뼈들이 모두 천골 위에 놓여 있기 때문에, 천골의 정렬 상태는 척추 전체의 움직임에 영향을 미친다.

요추 분절

요추는 5개의 뼈로 이루어져 있으며 보통 허리뼈로도 부른다. 하부 요추는 천골 위에 놓여 있다. 정상적인 상태에서 천골은 앞으로 기울어져 있기 때문에 그 위에 놓인 요추도 앞으로 기울어서 자연스럽게 만곡을 이룬다. 따라서 요추는 뒤에서 보면 오목한 만곡을 이룬다. 자세 문제가 생기면 자연스러운 요추 만곡이 변하여 평평해진다. 이렇게 요추 만곡에 문제가 생기면 추체 사이의 디스크, 또는 주변 관절이 손상되고 척추 주변의 근육들도 딱딱해진다.

흉추 분절

흉추는 총 12개의 뼈로 이루어져 있으며, 앞쪽으로 12개의 늑골과 만난다. 흉추는 뒤쪽에서 봤을 때 완만한 볼록 만곡을 형성한다. 골반이 전방이동되면, 흉곽은 보통 뒤쪽으로 이동하여 중심수직축 뒤에 위치한다(그림 2-2를 보라). 그로 인해 어깨는 전형적으로 둥글게 안쪽으로 말리고 머리와 목은 전방으로 나간다. 나는 이런 자세를 "붕괴자세collapsed posture"라고 부른다. 이 자세에서는 허리가 눌리거나 붕괴된 것처럼 보인다.

경추 분절

경추는 목에 위치하며 총 7개의 뼈로 이루어져 있다. 경추는 요추처럼 뒤에서 봤을 때 볼록한 만곡을 이룬다. 머리는 경추 꼭대기에서 균형을 이룬 채 놓여 있다.

앞에서 이야기했듯, 흉추가 중심수직축 뒤쪽으로 이동하여 만곡이 커지면 머리와 목은 앞으로 이동하여 전형적인 전방머리자세가 된다. 목이 앞으로 이동하면 목 뒤쪽 근육이 늘 긴장된다. 따라서 목은 흉곽 위에서 바른 정렬을 유지해야 경추 꼭대기에 위치한 머리의 무게를 온전히 감당할 수 있다.

따라서 목과 머리의 균형이 좋을수록 목 근육이 일을 덜 하게 되어 긴장이 줄어든다. 목은 척추 다른 부위와 이어져 있다. 목이 어깨에서 솟아난 부위가 아니라 골반의 꼭대기에 위치한 부위라는 뜻이다. 무언극 예술가들은 이 사살을 잘 알고 있다. 그래서 무언극 예술가들이 기린 흉내를 낼 때는 고관절에서부터 척추 전체를 앞으로 기울여 마치 목이 골반에서 시작된 것과 같은 동작을 한다. 그러면 보는 사람은 기린의 긴 목이 골반에서부터 비롯된 느낌이 든다. 목이 골반 중간에서 시작된다고 상상해보라. 그러면 움직일 때 어떤 느낌이 드는지 관찰하라.

　　　　목에 항상 긴장이 있는 사람의 머리는 자유롭게 움직이지 못한다. 이 긴장에 의해 머리가 목 앞쪽이나 뒤쪽으로 당겨지기 때문이다. 그러면 머리가 아래로 당겨지는 힘에 의해 몸의 다른 부위가 적응하여 몸통과 팔다리의 근육도 긴장이 증가한다. 놀랍게도, 목에 있는 불필요한 긴장이 제거되고 골반과 척추의 움직임이 좋아지면, 중력이 몸에 가하는 힘이 줄어든 것처럼 변하기 때문에 머리가 위로 뜨는 느낌이 든다.

발

발은 선 자세에서 손처럼 작용한다. 손과 발은 공통점이 많다. 그 중에서 (1) 잡기 동작과 (2) 아치에 대해 살펴보도록 하자.

발의 잡기 동작

발과 손은 무언가를 잡을 때 비슷한 동작을 한다. 따라서 손으로 잡는 동작을 해보면 발로 했을 때의 느낌을 더 잘 파악할 수 있다. 먼저 사과 같은 것을 손으로 잡아본다. 이때 손바닥이 접히며 엄지손가락과 나머지 네 손가락이 서로 가까워진다. 천천히 손을 벌렸다 오므리는 동작을 반복하며, 엄지가 다른 네 손가락으로 움직이거나, 반대로 네 손가락이 엄지손가락으로 움직이는 모습을 관찰한다. 손은 무언가를 잡을 수 있게 디자인되어 있다. 손바닥에 있는 손금은 이런 잡기 동작의 결과물이다.

발도 손처럼 무언가를 잡는데, 이때 발이 잡는 것은 지면이다. 맨발로 해변 모래 위를 걸을 때 이를 잘 느낄 수 있다. 불행히도 많은 사람들이 발바닥으로 무언가를 잡는 운동감각을 상실한 채로 살아간다. 그 결과 그들의 발은 선 자세에서 지면과 전혀 반응하지 않는다. 하지 끝에 위치한 발이 손처럼 무언가를 잡는 능력을 상실한다면, 이때의 발은 단지 딱딱하거나 생명력 없는 슬리퍼 또는 물갈퀴에 불과하다. 하지만 운 좋게도 여러분은 이 책에서 제시하는 운동을 통해 발의 반응력을 증진시킬 수 있을 것이다.

발바닥 아치

발바닥 아치, 즉 족궁은 일종의 구조물을 지칭하며 동시에 특정한 움직임을 표현하는 용어이다. 이 두 가지 모두 인체에서 중요한 요소이다. 우선 족궁은 뼈, 인대, 근육으로 이루어져 있는 구조물이다. 인체의 족궁은 크게 세 개이다. 뒤꿈치에서 첫 세 개의 발가락으로 가는 내측종족궁medial longitudinal arch과 뒤꿈치에서 나머지 두 개의 발가락으로 가는 외측종족궁lateral longitudinal arch, 그리고 발바닥 중앙을 가로지르는 횡족궁transverse arch이 그것이다. 사람들은 보통 이 셋을 하나로 단순히 족궁이라 부른다(그림 2-10).

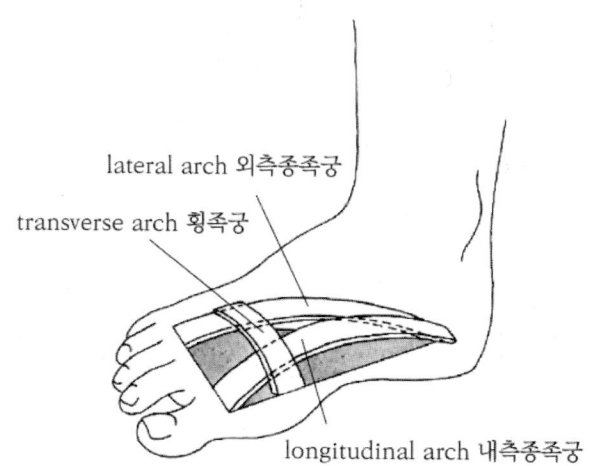

그림 2-10

이 세 개의 족궁을 각각 감지하지 못한다면 일단 손의 아치에서부터 탐구해보라. 먼저 전완과 손바닥을 테이블 위에 올려놓고 손의 근육을 이완하라. 그런 다음 엄지손가락은 가만히 있으면서 나머지 네 개의 손가락을 천천히 움직여서 잡는 동작을 해보라. 손바닥의 아치가 커지는 느낌을 감지한다. 이제 엄지손가락에서부터 나머지 네 개의 손가락을 펴면서 아치가 줄어드는 것을 느껴본다. 이때 손바닥은 테이블 위에 자연스럽게 놓여있어야 한다. 이제 손바닥 아치를 완전히 평평하게 만들기 위해 손을 최대한 편다. 또는 손등 위를 눌려보라.

발의 아치도 이와 마찬가지로 형성된다. 탐험 10, 13, 그리고 운동 14, 15, 21을 통해 족궁에 대한 이해를 높일 수 있을 것이다. 족궁은 스프링처럼 작용해 충격을 흡수해준다. 그래서 서 있거나 걸을 때 지면을 밀어주고 지지해줘서, 신체 다른 부위를 편안하게 해준다.

서거나 걸을 때 족궁은 소위 무게지지선weight-bearing line이라는 가상의 선에 의해 영향을 받는다. 그림 2-11을 보면 발의 뼈가 보인다. 여기서 종골의 위치를 확인하라. 무게지지선은 발과 평행으로 지나지 않고, 종골에서 다리 내측을 지나 엄지발가락까지 이어진다. 종골의 방향은 걸을 때 몸무게가 가해지는 방향을 지시한다. 몸무게는 이 가상의 선을 따라 전해지는데, 주로 종골 바깥쪽 절반 지점에서 사선으로 첫 번째와 두 번째 발가락 사이 공간을 향해 전달된다.

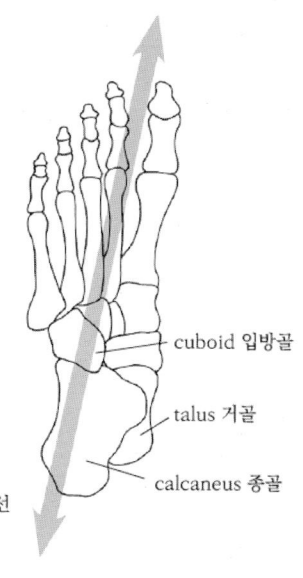

weight bearing line 무게지지선

그림 2-11

    탐험 7에서, 여러분은 연필을 족궁 아래에 놓고 대략적으로 발바닥의 꼭대기에서 하지의 무게가 균형을 이루는 것에 대해 탐험하였다. 맨발로 걸을 때 지면과 만나는 지점도 대략 그 부위이다. 발의 외측은 내측보다 더 많은 몸무게를 지탱할 수 있도록 구조화되어 있다. 입방골과 종골 외측이 지면에 견고하게 닿으면 족궁은 발 안쪽의 뼈 대부분을 지면에서 띄운다. 이 아치에 의해 몸무게가 발 바깥쪽으로 흐르게 된다.

    발은 유동적인 플랫폼으로 하지가 균형을 이루는 기반이다. 족궁이 자연스럽게 형성되어 있으면 이 플랫폼이 안정되고 평탄하게 유지되기 때문에, 선 자세 또한 지지를 받는다. 발과 발목은 몸을 기울게 하거나 비틀게 만드는 불규칙한 지면 위에서도 놀랍도록 잘 적응될 수 있게 만들어졌다. 따라서 불규칙한 지면 위에 서 있어도 이 플랫폼이 계속 이동하여 신체 균형을 잡을 수 있게 해준다.

  족궁이 부족하면 발의 플랫폼도 내측으로 기울며, 이에 따라 하지와 무릎도 안쪽으로 기운다. 그렇게 되면 불규칙한 지면에 서 있을 때와 마찬가지로 신체 다른 부위도 지지기반이 기울어지는 것에 맞춰 보상작용compensation을 한다. 그렇게 되면 하지는 내측으로 기울고 이에 따라 연쇄작용이 일어나 무릎, 고관절, 그리고 허리까지 무너진다.

  발에 보조기를 차고 나를 찾아오는 고객들도 많다. 나는 그들이 족궁 보조기 덕분에 통증이 감소했다면 계속 착용하라고 권한다. 하지만 그렇지 않으면 오히려 발의 자연스러운 움직임을 제한하는 신발 또는 족궁 보조기 모두를 금하는 것이 낫다고 조언한다. 인공적으로 만들어진 족궁 보조기로는 발의 반응력을 높이기 어렵다. 또한 발의 아치를 자극하는 교육도 보조기가 있는 상태에서는 하기 어렵다. 발이 쉽게 피로해지는 사람도 이 책에서 소개된 운동을 통해 발의 반응력을 높일 수 있다. 가능하면 매일 맨발로 몇 분 정도 걸어보면서 여기서 배운 운동법을 해보라. 맨발로 걸으면 발이 지면과 서로 자연스럽게 반응한다.

  발이 회내pronated 되어 있거나 평발인 사람들 중 많은 이들이 자신의 족궁이 무너진 빌딩처럼 되돌릴 가망이 없다고 간주한다. 이는 잘못된 생각이다. 족궁은 완벽해야 할 필요가 없다. 완벽한 족궁이 없어도 발바닥의 기능을 제대로 갖출 수 있기 때문이다. 여기서 핵심은 발이 지면을 감지하는 능력을 회복하는 것이다.

발목 이완

발목은 하퇴가 발의 꼭대기와 만나는 관절이다. 발의 뼈는 전략적으로 배열되어 있고, 이들 발목 뼈 중에서 가장 높은 곳에 위치한 뼈가 거골talus이다. 다리의 무게는 이 거골 위에 가해지며, 거골에서부터 몸무게가 발 전체로 퍼져나간다. 이렇게 형성된 발목 관절은 다리의 근육에 의해 움직인다.

발목을 이완하고 다리를 들어보면, 발이 다리 끝에 대롱대롱 매달려 있다는 느낌을 받게 될 것이다. 마찬가지로 인체도 선 자세에서 다리 위에서 자유롭게 움직여야 한다. 골반이 중심수직축에 배열되어 있고 발목의 근육들이 이완되어 있으면, 다리는 발 위에서 어렵지 않게 균형을 잡는다. 따라서 발목의 움직임이 자유로워야, 목까지 이어지는 몸 전체도 쉽게 이완된다.

발목의 움직임은 종아리 또는 발의 근육에 의해 제한받는데, 선 자세에서 이들 근육이 긴장되면 그 제한성은 더욱 커진다. 하지 근육에 무의식적인 긴장이 많은 이들은 발목도 고정fixed된 경우가 많다. 이렇게 발목이 고정되면 균형을 유지하기가 더 어렵다. 또 발목의 고정 문제를 보상하기 위해 머리 또한 고정된 자세에서 긴장된다. 다음 탐험을 통해 여러분은 자연스러운 발목 움직임을 회복시킬 수 있을 것이다.

서기 탐험

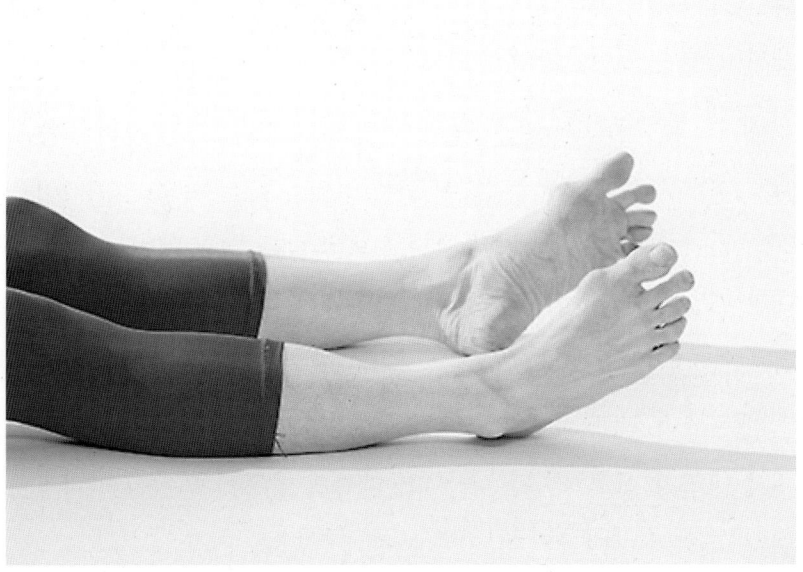

탐험 10-1

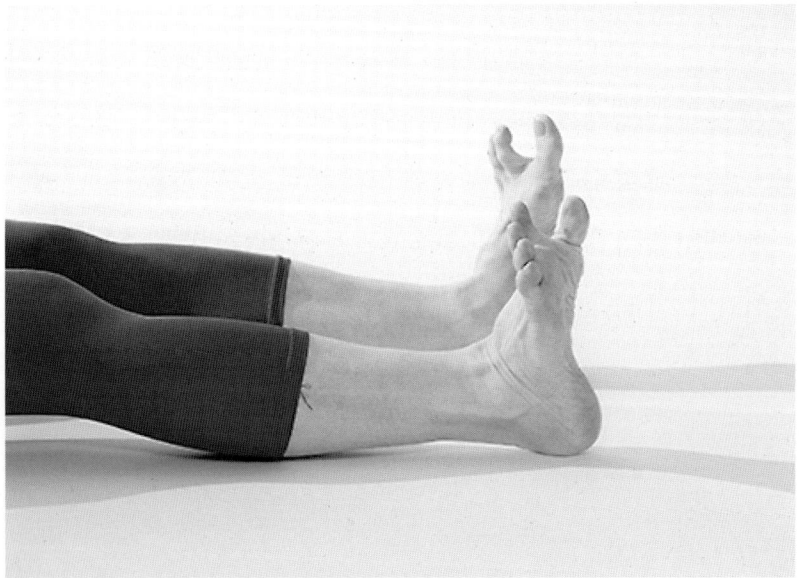

탐험 10-2

서기 탐험 - 10

1 —— 등을 바닥에 대고 발을 쭉 편 자세로 눕는다.

2 —— 양발을 안으로 돌려 발바닥이 서로 마주보게 하라(내번). 동시에 양발 뒤꿈치를 바닥에서 미끄러뜨려 서로 가까이 가져가며 무릎을 바깥으로 돌린다(외회전). 이때 골반이 자연스럽게 후방전위되는 것은 상관없다.

3 —— 이번엔 양발을 바깥으로 돌려 발바닥이 서로 멀어지게 한다(외번). 동시에 양발 뒤꿈치를 바닥에서 바깥쪽으로 미끄러뜨려 서로 멀어지게 하면서 무릎을 안쪽으로 돌린다(내회전). 동작을 하는 중에 발목을 굴곡시키며 발가락이 마치 귀 방향으로 당겨지는 느낌으로 시행한다. 이때 골반이 자연스럽게 전방전위되는 것은 상관없다.

4 —— 이 두 동작을 12회 반복한다. 발목을 돌리고 다리를 회전시킬 때 발이 어떻게 비틀리는지 확인하라. 운동 14, 15과 이 탐험을 함께 하면 족궁의 감지력을 높이는데 도움이 된다.

Three frequently asked questions about standing

서기와
관련해 자주 묻는 세 가지 질문

아래의 질문은 내가 자주 받는 것들이다. 이 질문과 대답엔 근육을 사용하고 정렬시키는데 다양하게 응용할 수 있는 정보가 담겨 있다.

1. 내 복근은 어떤가요?

많은 이들이 복근 운동을 열심히 하면서 건강해진 느낌을 받곤 한다. 신체 정렬과 관련해서 이 책에서 제시한 운동들은 어떤 것이라도 괜찮다. 하지만 앉기, 서기, 걷기 등과 같은 일상적인 동작을 잘 하기 위해 특별히 복근을 강화시킬 필요는 없다. 강한 복근 없이도 충분히 몸을 바르게 정렬하고 올바른 동작을 할 수 있기 때문이다. 여러분은 이 책에서 소개한 탐험과 운동만으로도 충분히 원하는 복근의 톤을 확보할 수 있다.

복근에 쌓인 불필요한 긴장을 이완해야 한다. 복직근이 긴장되면 골반의 전방전위가 방해 받고 때로는 흉곽이 아래쪽으로 강하게 끌려 내려가기도 한다. 어떤 이들은 골반을 뒤로 회전시키려고 복근을 강하게 긴장시키는 운동을 하기도 한다. 그렇게 하는 것이 허리에 좋다고 배우거나, 그렇게 골반에서 허리까지 한 줄로 쭉 뻗은 모습이 좋은 자세라고 착각하기 때문이다(그림 2-5를 보라). 나는 두 가지 이유로 이런 자세를 거부한다. 첫째는, 대부분의 사람들이 골반을 이미 지나치게 후방전위시킨 자세로 서서 돌아다니기 때문이고, 둘째는 골반을 특정 위치에 고정시켜야 할 필요가 전혀 없기 때문이다. 골반이 자연스럽게 전위되어 있어야, 상체가 하지 꼭대기에서 적절한 균형을 이룬다.

복근의 톤은 중요하다. 왜냐면 이 근육이 몸통을 지지해주기 때문이다(『근육재훈련요법』을 참조하라). 복근 중에서 복횡근과 복사근은 요추가 압박받지 않게 해준다. 또 복직근 톤이 좋으면 허리가 과하게 신전되는 것을 예방할 수 있다. 운동 1과 14에서처럼, 복근이 적절하게 수축하면 허리 근육을 이완시킨다. 이는 이 책에서 제시하는 복근 톤을 확보하는 운동을 통해 허리 통증이 감소하는 사람이 많은 이유를 설명해준다. 복근을 강화시키지 않고도 충분히 복근 톤을 증진시킬 수 있는 다양한 방법들이 있다.

복횡근은 흉곽을 들어올려서 수평면 상에 존재하게 해준다. 따라서 복횡근 톤이 충분하시 않으면 흉곽이 아래로 가라 앉게 될 것이다. 다음 탐험을 통해 상체 정렬에 있어 복횡근의 역할이 얼마나 중요한지 확인할 수 있을 것이다. 특히 붕괴된 자세collapsed posture를 지닌 사람들에게 이 복횡근 톤은 필수이다(이에 대해서도 『근육재훈련요법』을 참조하라).

서기 탐험

탐험 11

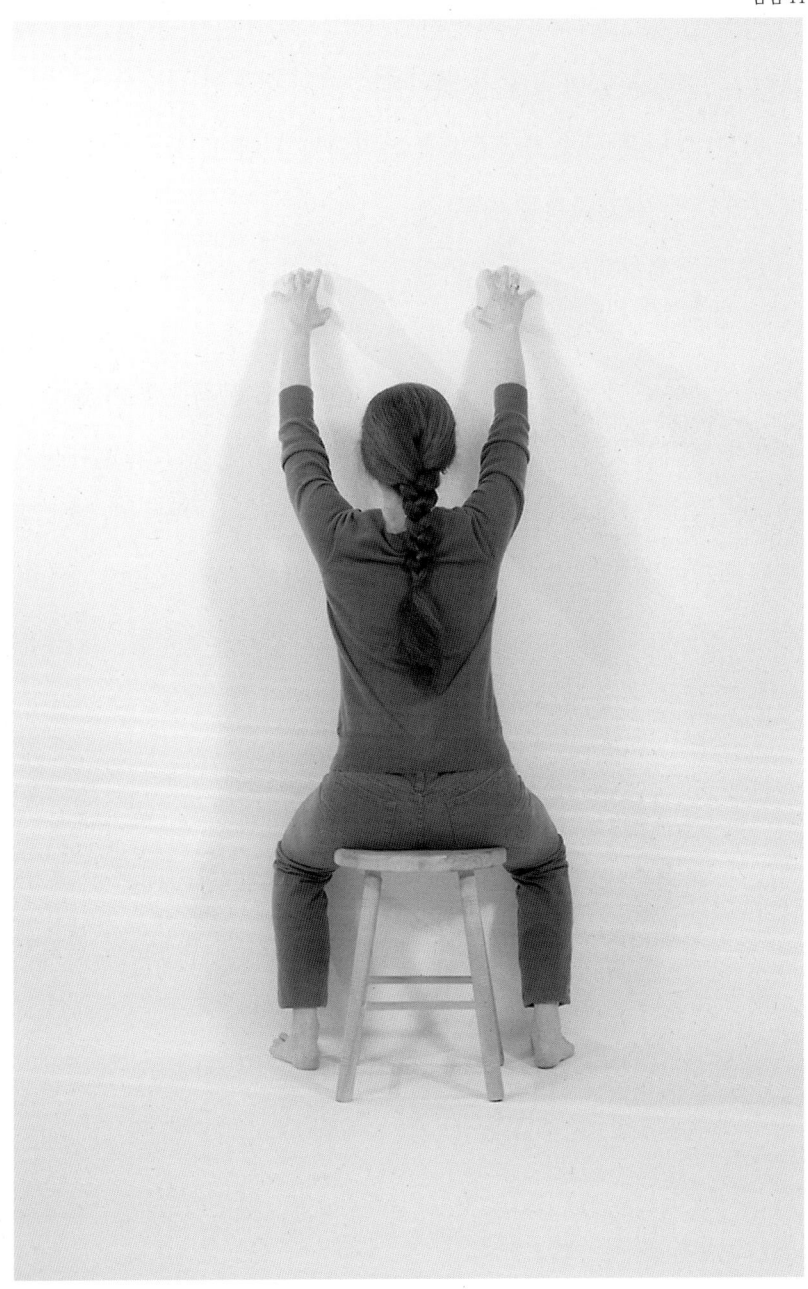

sitting
standing
walking

서기 탐험 - 11

1 —— 의자에 앉은 채로 벽을 바라본다. 양무릎 사이를 편안한 만큼 벌리고 발가락은 벽에 댄다. 손가락으로는 머리 바로 위쪽 벽을 짚는다. 손 안에 공이 있는 것처럼 손바닥과 손가락을 둥글게 만든다.

2 —— 손가락 전체로 견고하게 벽을 누르면서, 마치 걷듯이 벽을 타고 손가락을 움직인다. 이때 목과 어깨 근육은 최대한 이완시킨다. 손가락으로 벽을 누르면서 최대 높이까지 올라간다. 이때 복부의 근육이 수축하는 느낌이 날 것이다. 이 근육이 바로 복횡근이다. 복횡근은 팔을 높게 뻗을 때 흉곽을 들어올리는 데 도움을 준다. 손가락으로 걷는 동작을 계속하며 팔이 완전히 신장될 때까지 위로 올라간다.

3 —— 복횡근 수축을 그대로 유지하면서 양손을 바깥쪽, 아래쪽으로 내린다. 이때도 손가락은 벽을 계속 누른다. 이제 앉은 자세에서 정렬 상태가 어떻게 변했는지 확인한다. 똑같은 과정을 한 번 또는 두 번 정도 반복하면서 복횡근이 흉곽을 올리는 느낌을 명확하게 감지한다.

4 —— 복횡근 수축을 그대로 인지하며 천천히 일어선다. 복횡근이 관여된 느낌을 잃으면 선 자세에서 벽을 타고 손가락을 움

직이는 동작을 몇 번 더 반복한다.

5 ──── 복횡근이 가볍게 관여하고 있을 때 선 자세의 느낌이 어떻게 변하는지 확인한다. 이제 일 분 정도 걸어 다니며 복횡근과 흉곽의 관계를 느껴본다. 당신이 붕괴된 자세를 지니고 있다면, 이 탐험을 통해 허리가 길어진 느낌을 얻게 될 것이다. 복횡근의 톤이 좋고 골반이 중립정렬 상태에 있다면 흉곽이 미묘하게 들리는 현상이 자동적으로 일어난다.

2. 내 허리가 지나치게 굽었나요?

나는 건강 전문가들에게 "당신 허리가 너무 많이 굽었다."는 말을 들었던 사람들을 여러 명 치료했었다. 이러한 처방을 받은 사람들은 골반을 후방전위시켜서 굽은 허리를 펴려고 노력한다. 어떤 이들은 그 운동을 통해 일시적으로 요통이 감소했다는 말도 했다. 어떻게 이런 일이 가능한 걸까? 붕괴된 자세를 지닌 사람이 의도적으로 골반을 후방전위시키면 눌렸던 허리 근육이 풀리지만, 그런 운동을 오래 하면 시간이 지나면서 복근에 불필요한 긴장이 쌓인다. 또 잠재적으로 요추 만곡을 평평하게 만들어 골반의 움직임을 떨어뜨리게 된다. 노력을 많이 하지 않고도, 또 부작용 없이 요통을 감소시킬 수 있다. 하지 위에서 바르게 균형 잡힌 자세로 골반을 전방전위시키면 된다.

이런 사람들에 대한 근육재훈련요법을 시행할 때, 나는 그들에게 골반을 후방전위시키는 노력을 그만두라고 한다. 대신 이 책에서 제시한 정렬 원칙에 따라 골반을 움직였을 때 무슨 일이 일어나는지 단순히 관찰하라고 가르친다. 거의 대부분의 경우 그들의 요추 만곡은 자연스러운 상태를 회복한다.

많은 이들이 골반을 지나치게 전방이동시킨 상태로 서 있으면서 자신의 허리가 지나치게 굽었다고 착각한다. 그래서 자연스러운 요추 만곡에 대해 잘못된 인상을 갖는다(그림 2-2를 보라). 사실은 골반의 전방이동에 의해 흉곽이 골반 뒤쪽으로 이동되면서 요추가 압박을 받는 경우가 많다. 이 경우 골반을 후방전위시키는 것보다 후방이동시키는 것이 해결책이다. 그래서 골반이 하지 위쪽 중심수직축 상에서 균형을 잡으면 뒤로 이동한 흉곽이 자연스럽게 앞으로 이동한다. 그렇게 되면 요추는 더 이상 압박을 받지 않고 정상적인 만곡과 길이를 회복한다. 척추에 문제가 있었던 것이 아니다. 단지 골반과 흉곽의 위치가 문제였다.

    나는 운동 9를 통해 선 자세에서 자연스런 요추 만곡을 회복할 수 있도록 고객들을 돕는다. 이 운동을 단 몇 분 만 해도 그들의 요추 만곡이 이전보다 더 살아난다. 운동을 한 후에 그들에게 자연스러운 허리 만곡이 형성되었다고 말하면, 보통 그들은 "내 엉덩이가 살아난 것 같아요"라고 대답하곤 한다. 그러고 나면 전신 거울을 통해 확인하게 해주어, 그들의 요추 만곡이 실제로 과도한 것이 아니라 단지 그렇게 느껴질 뿐이라는 사실을 알려준다. 내가 가르쳐 준 운동을 1~ 2 주 정도 하고 나면 그들은 대부분, "골반과 허리 위치가 이제 정상적으로 느껴지고, 허리 근육이 이전보다 이완된 느낌이 난다"고 말한다.

3. 구부정한 자세를 교정하려면, 어깨를 뒤쪽으로 당겨야 하나요?

전혀 그렇지 않다. 어깨가 구부정하고 가슴이 무너져 있으면, 머리가 앞으로 강하게 당겨지고 폐가 확장될 수 있는 공간이 줄어든다. 이런 자세는 흉추를 움직이는 방식 때문에 생긴다. 흉추가 지나치게 굽으면 가슴이 무너지고 견갑대 전체가 앞쪽으로 이동한다(그림 2-4를 보라).

이러한 자세에서는 어깨가 너무 앞으로 나간 것처럼 보이기 때문에, 등의 근육을 뒤로 당겨야 문제가 해결될 것처럼 보인다. 물론 그런 방식이 일시적으로 구부정한 어깨 문제를 해결하는 것처럼 느껴지지만, 과도하게 굽은 흉추에 근본적인 변화를 주지는 못한다. 구부정한 어깨를 개선시키고 싶다면 우선 골반과 요추를 쓰는 법부터 바꿔야 한다. 골반과 요추 배열을 바르게 하면 흉추 만곡을 자연스럽게 만드는 기반을 형성할 수 있다. 이때엔 흉곽이 더 열린 느낌이 나서 호흡이 더 깊고 쉽게 일어난다. 골반 정렬이 바르게 변해 흉곽이 열리면 어깨를 이완하고 팔을 좌우 측면에서 편하게 늘어뜨려본다. 어깨를 뒤로 당길 필요가 전혀 없다. 견갑대가 단지 목에 대롱대롱 매달려 있다고 상상해보라. 요추의 만곡이 흉곽을 세우는 느낌이 들지 않으면 1장의 운동을 복습하라.

수년 간 구부정한 어깨와 좁아진 가슴 때문에 힘들었던 사람이라면 가슴을 펴는 운동으로 도움을 받을 수 있다. 가슴과 등에서 시작되어 견갑골에 부착되는 근육에 긴장이 생기거나 운동감각 기능장애가 오면 가슴이 좁아지곤 한다. 이 경우 단축된 가슴 근육이 더욱 이완되어야 정상적인 가슴 넓이를 확보할 수 있다. 팔을 뒤쪽으로 회전시키는 근육, 그리고 견갑대를 아래로 당기는 등쪽의 근육을 이완시키는데 도움을 얻으려면 『근육재훈련요법』을 참조하라.

　　　　가슴 확장 운동을 끝내면 어깨를 뒤로 당기지 않고 단지 편하게 이완하기만 하면 된다. 양쪽 어깨 상단을 기준으로 앞쪽의 가슴 넓이와 뒤쪽의 등 넓이가 같아야 한다는 점을 기억하라. 이 넓이에 대한 감각에 확신이 없다면 테이프를 활용해 길이를 재보는 것도 도움이 된다.

bending down

고관절 중심으로 앞으로 굽히기

다음 탐험은 고관절을 중심으로 몸을 굽히는 동작으로, 몇 단계로 나뉜다. 이를 통해 지면으로 몸을 굽히는 올바른 방법을 체득하고 요추 만곡에 대한 감각을 회복할 수 있다. 정원에서 잡초를 뽑는 일을 할 때처럼 구부정한 자세로 오랫동안 서 있을 때, 여기서 제시하는 탐험을 통해 도움을 받을 수 있다. 단순히 허리 위쪽을 앞으로 늘어뜨리는 것보다 더 편안한 자세를 취하게 될 것이다.

서기 탐험

탐험 12-1

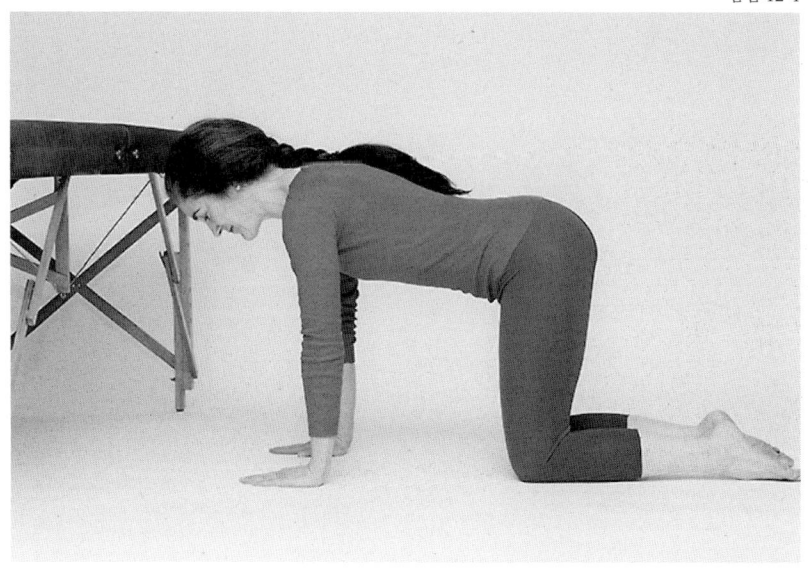

서기 탐험

탐험 12-2

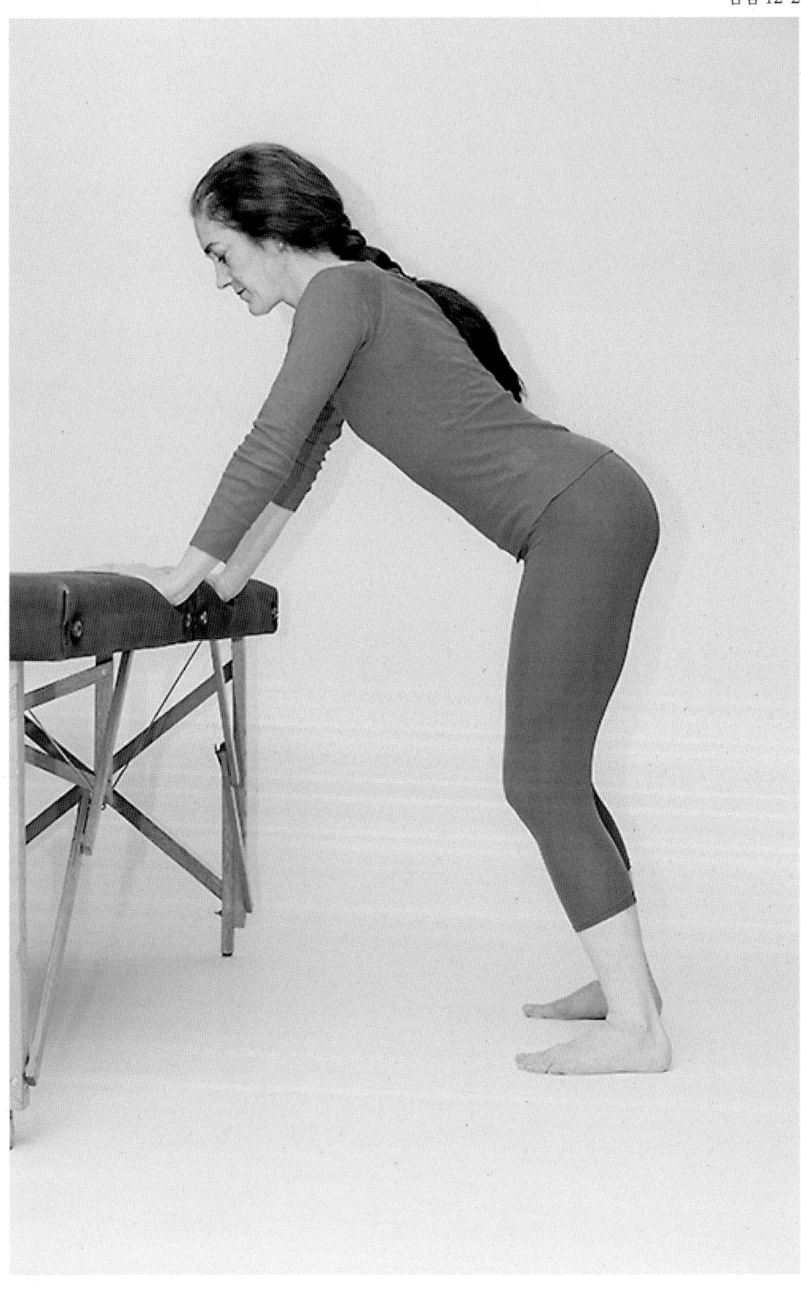

서기 탐험

탐험 12-3

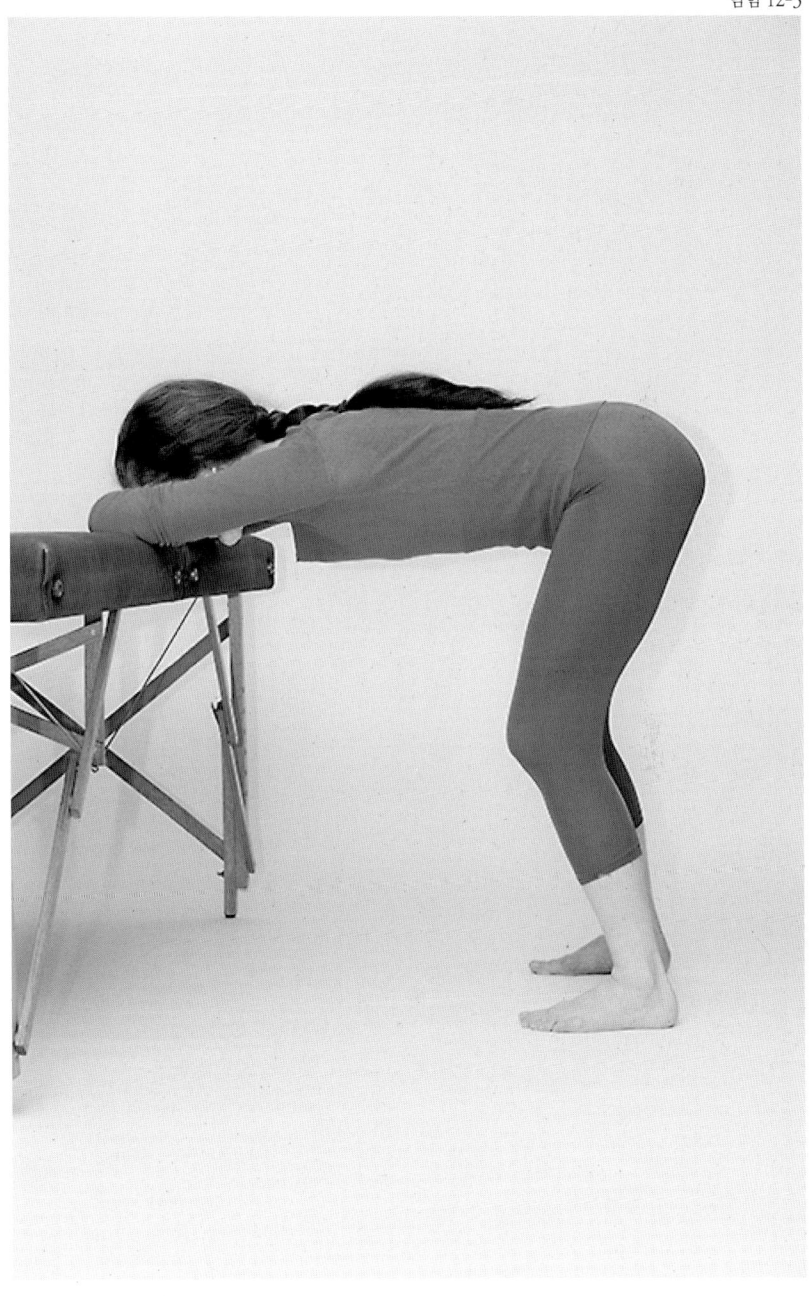

서기 탐험

탐험 12-4

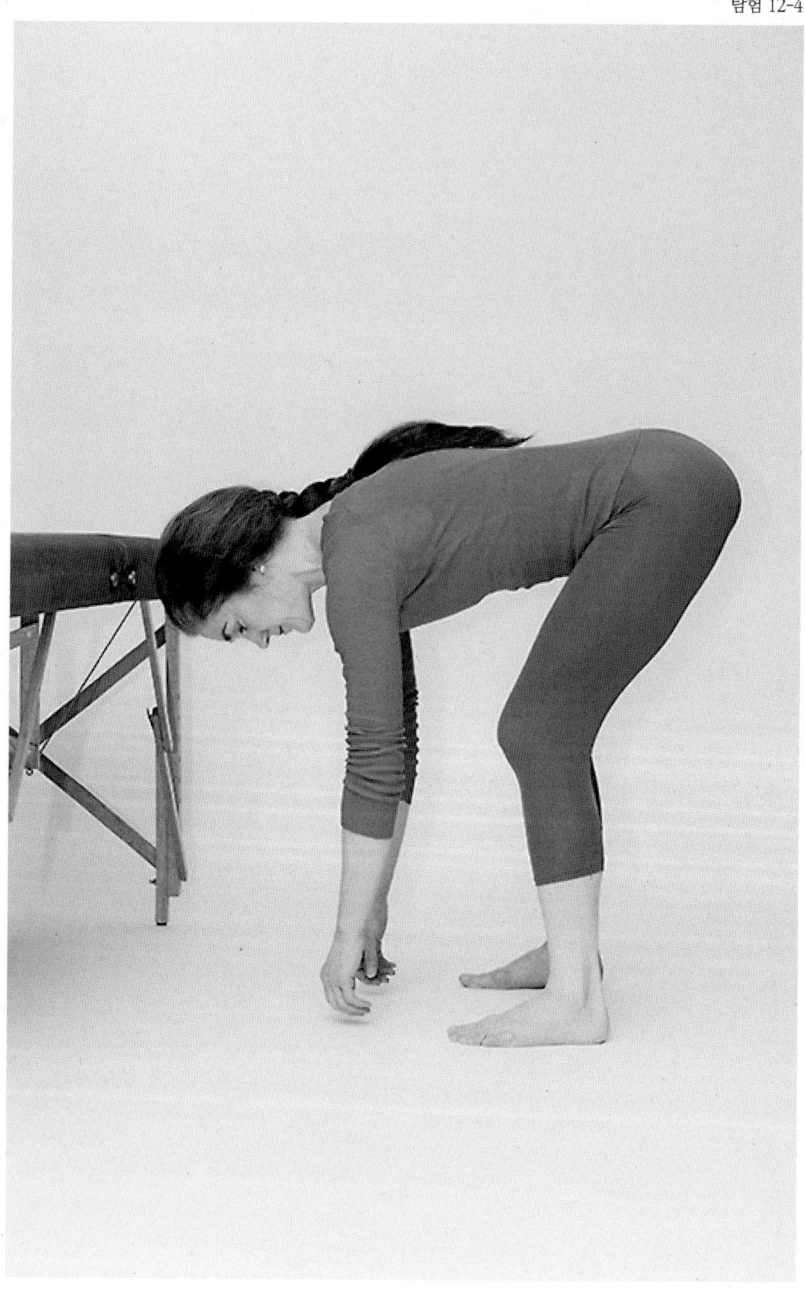

sitting
standing
walking

서기 탐험 - 12

1 ──── 양손과 양무릎을 바닥에 대고 엎드린다. 이때 손은 어깨 바로 아래쪽에 위치한다(운동6을 확인하라). 허리, 복근, 가슴, 그리고 어깨 근육은 이완시킨다. 이 자세에서 허리에 긴장이 없으면, 중력에 의해 생기는 요추 만곡을 감지하게 될 것이다. 요추에서 이완된 만곡 relaxed curve 느낌이 날 때까지 자세를 유지하며 기다린다.

2 ──── 이제 일어서서 양손을 테이블 위에 올린다. 테이블 높이는 허리 정도이다. 무릎을 약간 구부린다. 무릎을 굽힐 때 허리가 전만된다는 사실을 기억하고 허리를 이완하면 그런 느낌이 난다. 서 있는 자세에서도 마찬가지 느낌이 든다. 여러분은 이제 고관절에서부터 몸을 굽히게 될 것이다. 테이블에 손을 대고 허리를 이완한 자세에서 30초 정도 기다린다.

3 ──── 무릎을 더 굽히면서 양손과 머리까지 테이블에 댄다. 그러면 이전보다 고관절을 중심으로 더 많이 굽히게 될 것이다. 처음 두 동작을 할 때 허리가 전만되는 방식을 기억한다. 그런 다음 이 새로운 자세에서도 허리를 이완한 후 어떤 느낌이 드는지 감지하라. 이 자세에서도 30초 정도 기다린다.

4 ─── 팔과 머리를 테이블에서 완전히 떼고 상체를 바닥으로 자유롭게 늘어뜨린다. 무릎은 조금 더 굽힌다. 책이 접히듯 고관절 경첩이 좀 더 접힌다. 골반 앞쪽이 거의 허벅지에 닿을 정도가 되어야 한다. 앞의 세 동작에서와 마찬가지로 허리의 전만곡을 기억하면서, 이 자세에서도 비슷한 만곡이 일어나도록 허리를 이완한다. 등을 편안하게 이완하고 바닥에 있는 무언가를 본다고 상상한다. 이 자세에서 골반이 전방전위되고 허리의 전만곡이 생기면 다리가 대부분의 일을 하게 된다. 다리는 골반이 쉽게 전방전위될 수 있을 정도만 굽힌다. 너무 쉽게 피로해질 정도로 많이 굽히지는 않는다. 이 자세에서 30초 정도 기다린다. 그런 다음 똑바로 일어난다. 고관절을 중심으로 몸을 굴곡시킨 자세에서 기다리는 시간을 늘리면 어떤 느낌이 나는지, 그리고 그때 골반과 허리는 어떻게 움직이는지 기억하라.

바르게 서기 위한 키포인트

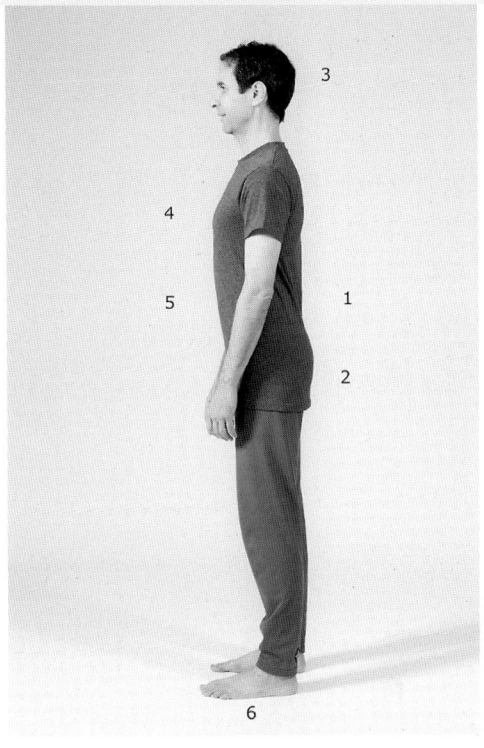

그림 2-12

1. 요추는 자연스러운 전만곡을 유지한다: **탐험 3, 8; 운동 8, 9, 17**

2. 골반은 상체 바로 밑에 위치한다: **탐험 7, 9; 운동 10**

3. 머리는 상체 바로 위에 위치한다: **탐험 7, 9; 운동 7, 8, 10, 16**

4. 가슴은 열리고 어깨는 이완된다: **탐험 1 ~4 ; 운동 6 ~ 8, 16**

5. 코어 근육이 상체를 지지한다: **탐험 7, 11; 운동 10 ~13**

6. 몸무게가 발의 균형점 위에 전해지고,
   족궁이 발을 지지한다: **탐험 7, 10; 운동 10, 14, 15**

고관절 굴곡 키포인트

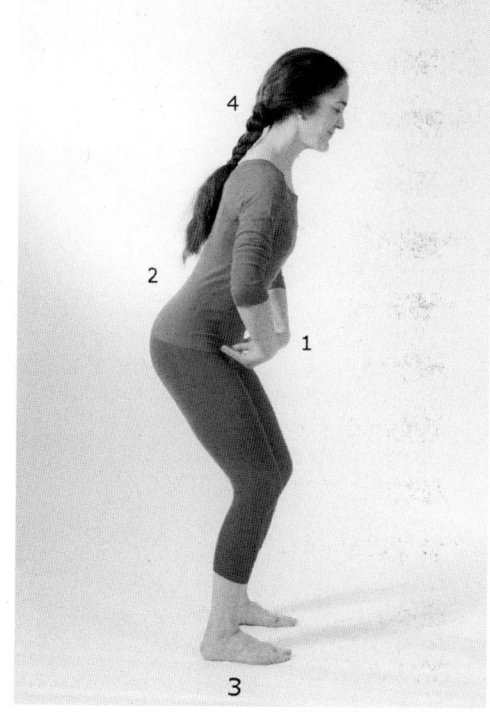

그림 2-13

1. 고관절 경첩에서부터 몸을 굽힌다: **탐험 8, 12; 운동 3, 9, 12**

2. 고관절이 굴곡할 때 골반은 전방전위되며
   요추 만곡은 보존된다: **탐험 2, 5; 운동 9, 17**

3. 뒤꿈치를 포함해 발바닥에 몸무게가 고르게 분산된다
   : **탐험 7, 10; 운동 10**

4. 목과 척추가 일직선 상에 있다: **탐험 7, 12; 운동 10, 16**

standing exercise

서기 운동

의자에 앉는 것보다 서는 동작에서 더 많은 균형 감각이 필요하다. 왜냐면 다리가 지속적으로 몸을 지지하면서도 유연한 상태를 유지해야 하기 때문이다. 따라서 서는 것도 일종의 균형을 잡는 행위이다. 1장의 운동에서 배웠던 골반, 척추, 머리 정렬과 움직임에 대한 내용이 여기서 배우는 운동의 기반이 된다.

운동 9

선 자세에서 하는 미니 스쿼트

준비 : 탐험 4, 5, 8, 12

목적 : 중립골반전위neutral pelvic tilt 자세와 요추 만곡을 선 자세에서 감지하기.

자세와 동작 :

1. 벽을 보고 선다. 이때 발끝과 벽 사이는 약 10cm 정도 뗀다. 팔을 뻗어 머리 위로 올리고 손바닥을 벽에 댄다(그림2-14).

2. 복근을 이완시키면 골반이 전방전위된다. 이 움직임은 고관절에서부터 일어난다. 고관절과 무릎을 계속 굽히면 하체가 조금씩 아래로 내려간다. 이때 손은 같은 위치에 고정시킨다(그림 2-15). 허리 근육이 긴장되게 하지 말라. 허리에서 전만곡을 느끼는 것이 핵심이다. 이 자세에서 10~20초 정도 기다린다.

3. 이제 천천히 무릎을 편다. 하지만 전방전위된 골반과 이완된 복근 상태를 가능한 그대로 유지한다. 다시 말하지만 허리 근육을 긴장시키지 말고, 요추 만곡을 그대로 유지한 채로 동작을 하라. 무릎이 다 펴지면 요추의 만곡이 이전보다 더 커진 느낌이 날 것이다.

4. 똑같은 동작을 3회 반복한다. 그런 다음 바뀐 골반과 척추 위치를 유지하며 서거나 걸어본다.

감지 :

골반의 전방전위와 고관절에서부터 상체를 굽히는 동작이 함께 시작되는 느낌을 감지한다. 이때 허리 근육을 긴장시키지 않으면서 하부 복근을 이완시킬 수 있는지 확인한다. 동작을 할 때 가로대에 매달린 채로 무릎을 바닥에 닿게 한다고 상상한다. 그렇게 하면 가슴과 치골 사이 거리가 더욱 벌어지는 느낌이 난다. 이는 허리의 만곡이 새로워졌음을 의미한다. 고관절을 굴곡시키기 위해 골반을 후방 이동시킬 필요는 없다. 운동을 하다가 허리에 피로가 느껴진다는 것은 지나치게 강하게 했다는 뜻이다. 스쿼트 자세를 취할 때 발바닥으로 지면을 눌러보라.

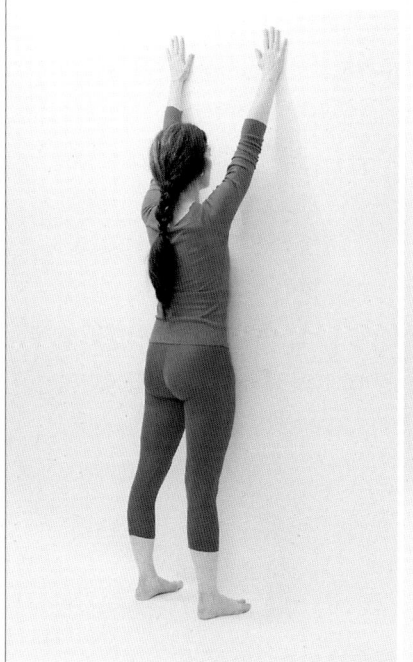

그림 2-14

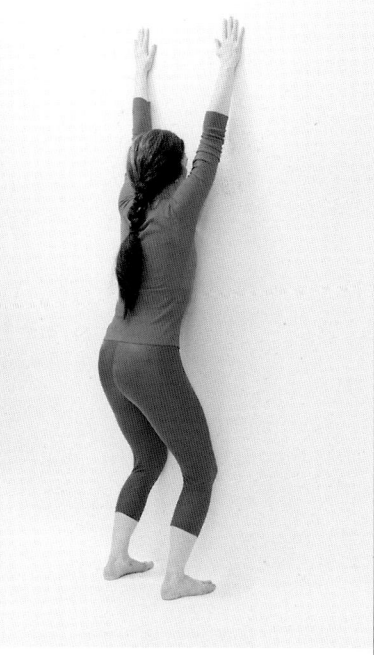

그림 2-15

운동 10

벽에서 하는 프랭크

준비 : 탐험 7 ~ 12

목적 : 복근에 의해 흉곽이 중심수직축에 정렬되는 느낌을 감지한다.

자세와 동작 :

1. 벽을 보고 선다. 양발은 서로 수평을 유지하고, 발끝은 벽에서부터 세 발 정도 거리에 위치시킨다. 몸을 앞으로 기울여 전완을 벽에 댄다. 이때 어깨와 팔꿈치는 같은 높이를 유지한다(그림 2-16). 벽을 똑바로 바라본다.

2. 천천히 골반을 후방이동시켜 가능한 발뒤꿈치에 몸무게가 많이 가해지게 한다. 후방이동될 때 골반을 가볍게 전방전위시켜라. 허리는 이완된 상태에서 전만곡을 유지한다. 발뒤꿈치에 몸무게 대부분이 가해진 위치에서 멈춘다(그림 2-17).

3. 이제 매우 느리게 골반을 전방이동시킨다. 이때 발뒤꿈치에는 이전과 같은 크기의 압력이 유지되게 한다. 골반은 전방전위된 상태를 유지한다. 골반이 전방이동될 때 전혀 후방전위가 되진 않아야 한다. 조금씩 느리게 전방으로 이동시키면서 골반, 머리, 다리가 일직선 상에 오도록 한다(그림 2-18). 허리는 이완시킨다. 이 자세에서 10~20초 정도 기다린다.

4. 같은 요령으로 3회 반복한다. 서거나 걸을 때에도 이러한 방식으로 몸통과 머리를 사용해본다.

감지 :

골반을 전방이동시킬 때 발뒤꿈치에 일정한 무게가 가해지게 하려면 복근을 어떻게 활용해야 하는지 감지한다. 여기서 배운 운동은 정상적인 서기 자세에서 활용되는 복근의 작용을 과장되게 연습한 것이다. 머리에서 발까지 뒤쪽 전체가, 골반의 후방이동 없이, 어떻게 신장되는지 느껴보라. 또 척추와 복근의 협력에 의해 가슴과 머리가 어떻게 들어 올려지는지도 감지해본다.

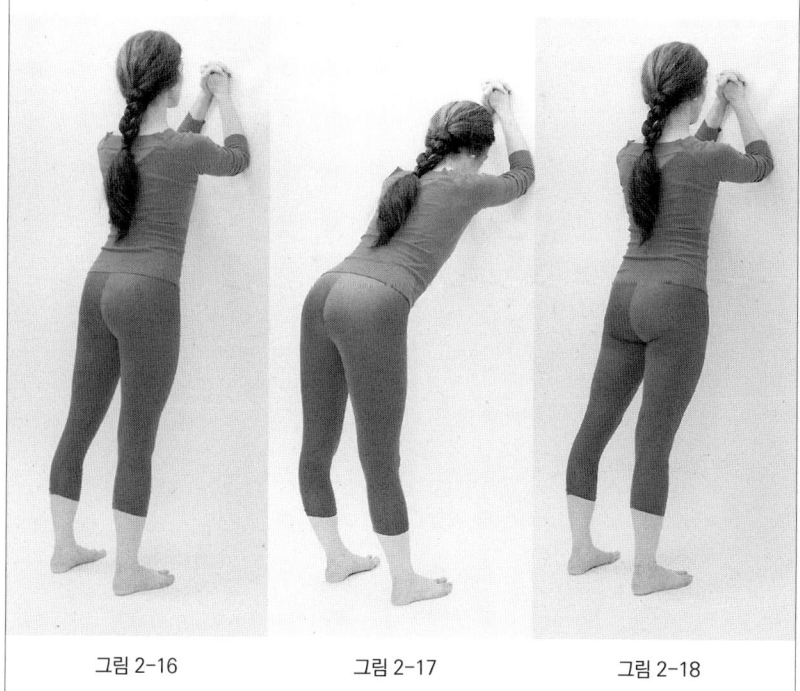

그림 2-16   그림 2-17   그림 2-18

운동 11

쉬운 한 발 슬라이드

준비 : 탐험11

목적 : 하지를 이완한 상태에서, 고관절에서 비롯되는 하지의 움직임을 통제한다.

자세와 동작 :

1. 등을 바닥에 대고 누워서 발은 쭉 편다. 팔은 편안하게 허리 옆쪽 지면에 놓는다(그림 2-19).

2. 천천히 발바닥을 지면에서 미끄러뜨리며 오른쪽 무릎을 굽힌다(그림 2-20). 그런 다음 다시 무릎을 펴서 원래 자세로 되돌아간다. 이 동작을 몇 차례 반복한다.

3. 동작을 할 때 골반은 정지된 상태이고 허리는 변함없이 길게 유지된다. 허리에 만곡이 커지거나 등이 들리는 현상, 또는 강압적으로 허리를 바닥으로 누르는 현상이 일어나지 않게 해야 한다는 뜻이다.

4. 오른쪽에서 8회 반복한 다음 발을 바꾸어 8회 반복한다.

감지 :

대퇴골을 낚싯대라고 상상한다. 낚싯대의 손잡이는 고관절이고 끝부분은 무릎이다. 발을 지면에서 앞뒤로 슬라이드slide시킬 때, 낚시할 때처럼 고관절 손잡이를 통해 허벅지 움직임이 통제된다고 상상한다. 허벅지 아래쪽, 무릎, 정강이 근육의 긴장은 모두 이완되어야 한다.

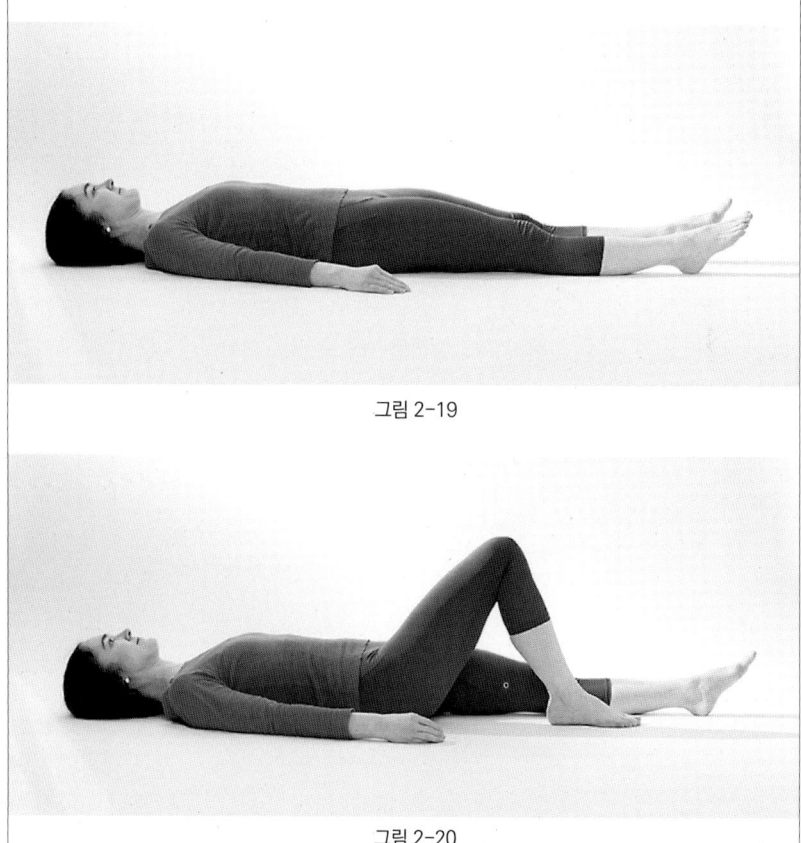

그림 2-19

그림 2-20

운동 12

누운 자세에서 고관절 굴곡근으로 다리 들기

준비 : 탐험11

목적 : 하퇴를 이완시킨 상태에서 고관절에서부터 다리 움직임을 통제하기. 이 운동은 걷기에 바로 응용할 수 있다.

자세와 동작 :

1. 테이블이나 침대에 등을 대고 눕는다. 이때 오른쪽 다리가 테이블 바깥쪽으로 떨어지게 비스듬히 눕는다. 골반과 상체는 테이블 위에 위치한다. 왼쪽 무릎은 구부려 왼발바닥이 테이블 면에 닿게 한다(그림 2-21). 이 자세에서 허리가 불편한 느낌이 들면, 양손으로 왼무릎을 잡고 가슴으로 당긴다.

2. 하퇴는 이완되어 무릎 아래 대롱대롱 매달린 느낌을 유지한 채, 오른무릎을 천천히 위로 들어올린다. 이때 오른무릎이 펴지려고 하면 멈추었다가 하퇴를 이완시키고 다시 천천히 들어올린다. 오른발바닥이 대략 테이블 면과 수평이 되는 지점까지 계속 들어올린다(그림 2-22).

3. 이제 오른다리를 매우 느리게 내려서 처음 자세로 되돌아간다. 다 내려가면 편하게 쉰다.

4. 오른발을 8회 반복한 다음, 자세를 바꿔서 왼발을 8회 반복한다.

감지 :

골반과 허벅지 앞쪽을 활용해 하퇴를 들어올렸다 내리는 동작을 감지한다. 무릎과 하퇴 주위의 근육은 모두 이완한다. 그러면 하퇴가 무릎 아래에서 대롱대롱 매달린 느낌이 난다. 동작을 하는 중에 골반은 계속 중립 자세를 유지해서 전방전위 또는 후방전위가 일어나지 않게 한다.

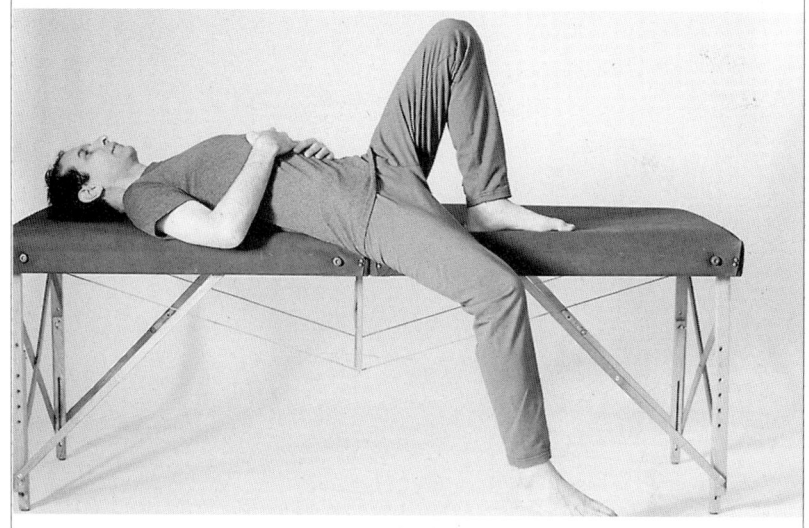

그림 2-21

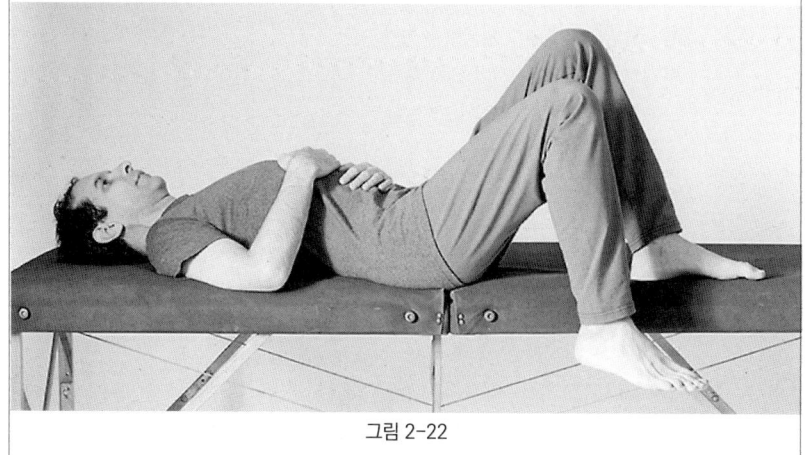

그림 2-22

운동 13

수정된 양발 슬라이드

준비 : 탐험11

목적 : 코어 근육 강화하기.

자세와 동작 :

1. 등을 바닥에 대고 눕는다. 이때 다리는 쭉 펴고 발은 서로 평행하게 한다. 양손은 머리 뒤쪽에 위치한다(그림 2-23).

2. 숨을 들이쉬면서 천천히 발바닥을 지면에서 미끄러뜨리며 무릎을 굽힌다. 골반은 중립전위자세를 유지한다. 그러면 이 동작을 할 때 허리에 작은 아치가 유지된다. 발바닥이 지면에 닿을 때까지 무릎을 굽힌다(그림 2-24).

3. 숨을 내쉬면서 다리를 들어올리면서 몸쪽으로 당긴다. 이때 복근을 수축하여 골반을 후방전위시키고 허리로는 지면을 누른다. 동시에 손으로 머리를 잡고 몸을 굽힌다(그림 2-25). 팔꿈치가 위쪽을 향하게 하고 목은 이완된 상태를 유지한다.

4. 숨을 들이쉬면서 복근을 천천히 이완시키고 머리와 다리를 바닥으로 내려놓는다. 발이 지면에 닿을 때 무릎은 굽힌 상태를 유지한다.

5. 숨을 내쉬면서 무릎을 펴고, 발바닥을 지면으로 미끄러뜨려 원래 위치로 되돌린다(그림 2-23). 8회 반복한다.

감지 :

복근과 고관절 굴곡근이 부드럽게 수축되고 이완될 때, 팔과 다리의 움직임 또한 상대적으로 이완되는 느낌을 감지한다. 코어 근육의 긴장과 이완을 통제하는 힘이 커지면 커질수록 팔과 다리, 그리고 머리를 더욱 쉽게 이완시키게 된다.

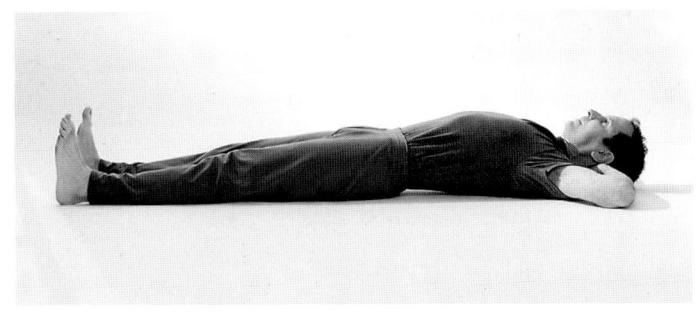

그림 2-23

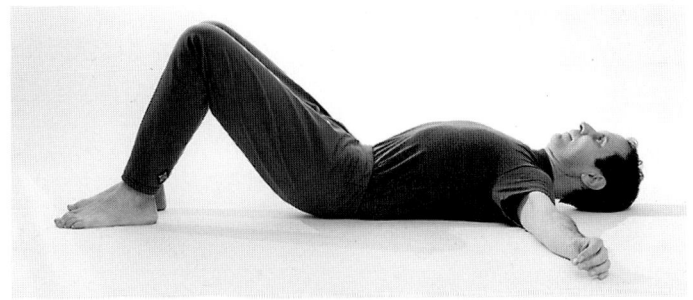

그림 2-24

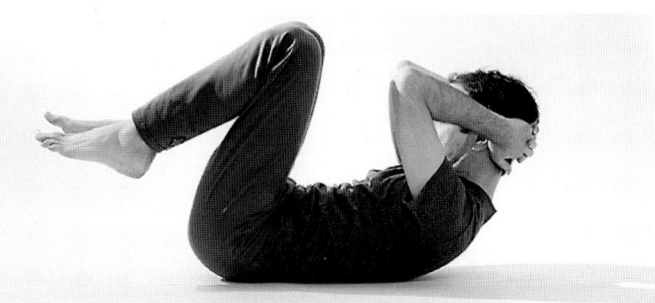

그림 2-25

운동 14

발바닥 쓸기

준비 : 탐험10

목적 : 족궁에 있는 근육톤 증진시키기.

자세와 동작 :

1. 양발을 평행하게 하고 선다(그림 2-26). 오른발 앞부분을 바깥쪽으로 회전시킨다. 이때 오른발 뒤꿈치는 고정시킨다. 그러면 오른발 발가락이 바깥쪽을 가리키게 된다.

2. 오른발을 다시 원래대로 돌려 양발을 평행으로 만든다. 이때 오른발 바깥쪽으로 바닥을 쓸듯이 되돌아오게 하고 발가락 끝은 지면을 누른다(그림 2-27). 이렇게 바닥을 쓸어오는 동작을 통해 족궁이 커진다.

3. 오른발에서 8회 반복한 다음 왼발에서도 8회 반복한다.

감지 :
발바닥 쓸기 동작을 통해 족궁이 어떻게 커지는지 감지한다.

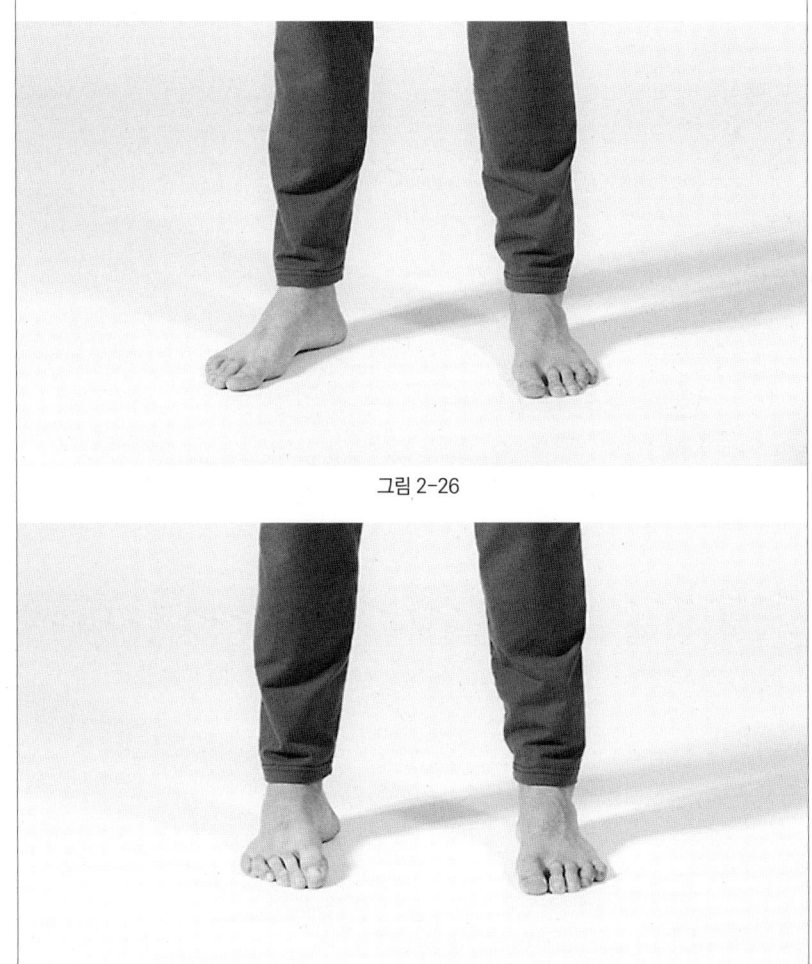

그림 2-26

그림 2-27

운동 15

발바닥 아치

준비 : 탐험10

목적 : 족궁에 있는 근육톤 증진시키기.

자세와 동작 :

1. 양발을 평행으로 하고 선다. 오른발 뒤꿈치를 바깥쪽으로 돌리는데, 이때 발가락은 제자리를 유지한다(그림 2-28). 오른발 뒤꿈치가 바닥에서 들리지 않게 하고 무게가 그쪽으로 가해지지 않게 한다.

2. 지면을 오른발 발가락과 발볼로 잡으면서 다시 오른발 뒤꿈치를 원래 자세로 바닥을 쓸듯 가져온다(그림 2-29). 이 동작을 하면서 발 근육으로 지면을 잡을 때 발이 비틀리면서 족궁이 커질 것이다. 앞에서 했던 운동과 마찬가지로 오른발 바깥쪽은 지면과 접촉 상태를 유지하면서 안쪽이 위로 올라간다. 오른발 뒤꿈치가 안쪽으로 움직일 때 무릎은 외회전될 수 있도록 한다.

3. 오른발에서 8회 반복한 후 반대쪽 발에서도 시행한다. 발이 매우 약한 사람은 매일 이 14, 15번 운동을 여러 차례 반복하면 도움이 될 것이다.

감지 :
> 발바닥 근육에 의해 뒤꿈치가 안쪽으로 움직이는 느낌을 감지해보라. 또한 이 동작을 통해 발 안쪽이 올라가고 바깥쪽이 눌리는 느낌도 확인한다.

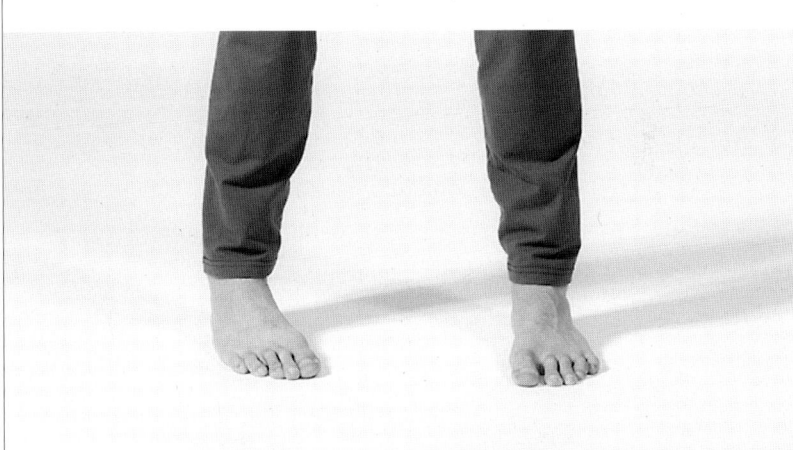

그림 2-28

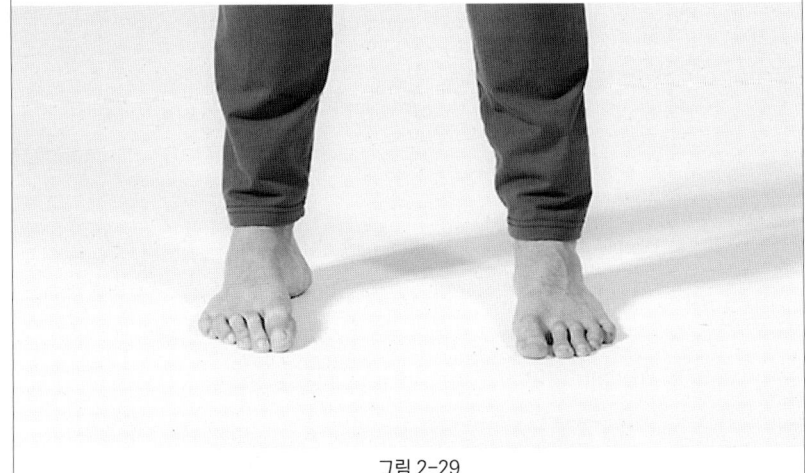

그림 2-29

운동 16

엎드린 자세에서 목 신전과 회전

준비 : 탐험 5, 6

목적 : 목에서 머리를 자유롭게 만든다. 앉은 자세와 선 자세를 취할 때 척추 위에서 머리 위치를 바르게 배열한다.

자세와 동작 :

1. 머리를 아래로 하고 테이블이나 침대에 엎드린다. 이때 머리는 테이블 바깥쪽에서 대롱대롱 매달린 모습이다. 턱은 테이블에 닿지 않게 한다. 요가 블럭이나 둥글게 만 수건을 양쪽 어깨나 상완 아래쪽에 놓는다(그림 2-30).

2. 목 뒤쪽 근육이 이완되어 머리가 대롱대롱 매달린 느낌이 날 때까지 편하게 힘을 뺀다.

3. 그런 다음 머리를 천천히 가능한 편안한 범위에서 오른쪽, 왼쪽으로 돌린다(그림 2-31). 목 뒤쪽 근육은 이완하여 머리가 목에 매달린 느낌이 들게 하면서 좌우로 회전한다. 이런 회전 동작을 6회 반복한다.

4. 머리를 오른쪽으로 다시 돌린 다음 그 자세에서 잠깐 멈춘다. 머리가 멈춘 위치는 가능한 편안한 높이여야 한다(그림 2-32). 오른쪽으로 머리를 돌렸다 드는 동작에서 허리와 등, 그리고 목 측면의 근육에 의해 머리가 들려야 한다. 이때 목 뒤쪽 최상단의 근육은 짧아지거나 긴장되게 하지 않는다.

5. 천천히 머리를 내리고 중심선으로 가져온다. 머리가 중심까지 도달하면 목 뒤쪽의 근육이 이완되어 있는지 확인한다.

6. 이번엔 머리를 왼쪽을 돌린 다음 같은 요령으로 천천히 들었다 멈추고 내리는 동작을 반복한다. 좌우 각각 3회 반복한다.

감지 :

머리가 목에 대롱대롱 매달린 것을 느낀다. 목 뒤쪽 근육을 과도하게 수축시키지 않고 머리를 돌렸다 드는 동작을 할 때 머리가 목을 이끈다고 상상한다. 다시 말해, 머리가 스스로 돌아가면 목이 따라간다는 느낌으로 동작을 한다.

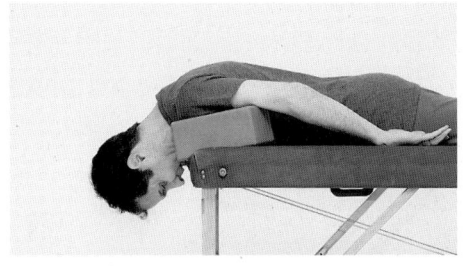

그림 2-30

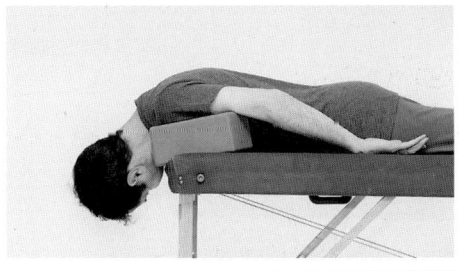

그림 2-31

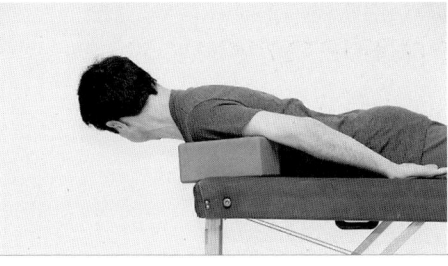

그림 2-32

운동 17

양발과 양무릎으로 엎드린 자세에서 다리 들기

준비 : 탐험 6

목적 : 엉덩이와 척추를 신전시키는 근육을 강화시키고 요추 만곡에 대한 운동감각 인지를 높인다.

자세와 동작 :

1. 양손과 양발로 바닥을 짚고 엎드린다. 이때 오른 다리를 뒤쪽으로 쭉 편다. 오른 다리를 고관절에서부터 외회전시키면서 오른발 안쪽이 지면에 닿게 한다. 이 자세에서 손목이 아픈 사람은 주먹을 쥔다. 그러면 손목이 구부러지지 않는다. 목은 척추와 일직선을 유지한다. 시선은 바로 아래 바닥을 바라본다(그림 2-33).

2. 숨을 들이쉬면서 천천히 오른발을 위로 들어서 지면과 수평이 되게 하거나 그보다 조금 더 높게 올린다. 다리가 올라갈수록 골반은 약간씩 전방전위되면서 우회전된다(결국 우측 골반이 좌측보다 높아진다).

3. 숨을 내쉬면서 천천히 오른발을 처음 바닥에 닿았던 위치로 내린다.

4. 오른발에서 8회 반복한 다음, 반대쪽 발에서도 8회 반복한다.

감지 :

다리를 들어올릴 때 허리 근육이 어떻게 작용하는지 감지한다. 동시에, 골반이 전방전위되면서 목에서 골반까지 이어진 몸통 앞면이 신장되는 것을 확인한다. 이 운동을 통해 길고 완만한 요추 만곡의 느낌을 되찾을 수 있을 것이다. 운동이 끝난 다음엔 일어서서 몸의 정렬 상태가 어떻게 변했는지 확인한다.

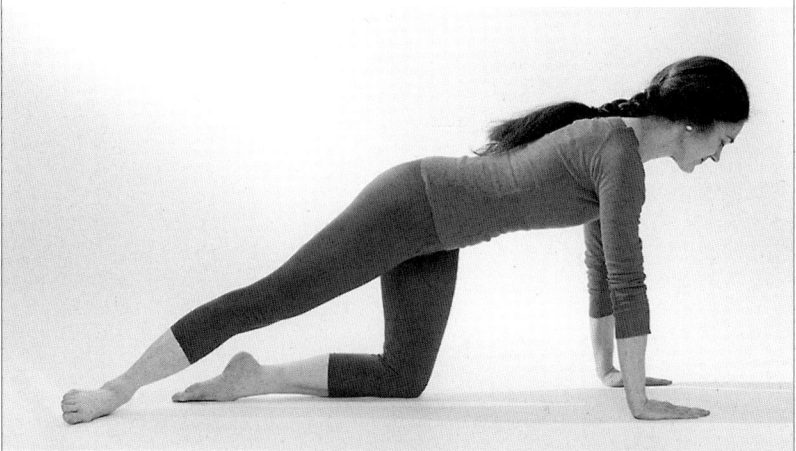

그림 2-33

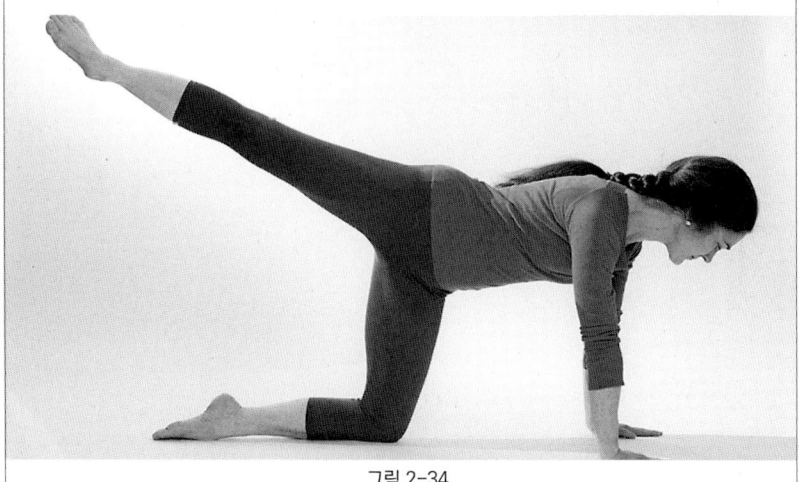

그림 2-34

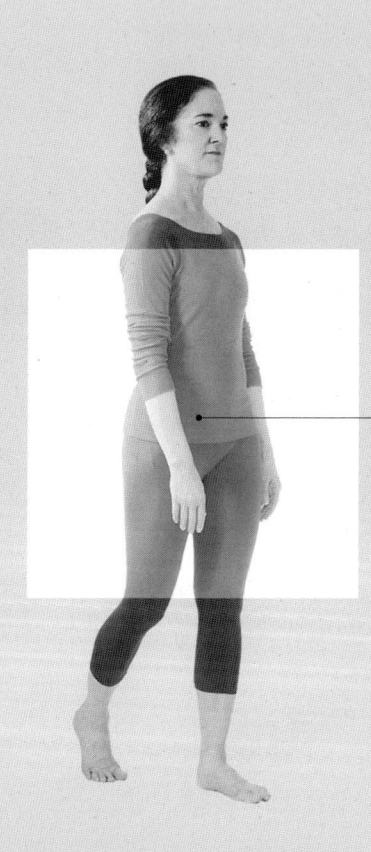

걷기

Walking

걷는 방식은 서는 방식과
밀접하게 연계되어 있다.
따라서 내가 서기에 관해
설명했던 모든 내용들이
걷기에도 적용될 수 있다.
잘 걷기 위해서는 잘 서야 한다.

근육재훈련요법을 통한
바른자세 만들기

3장

인간은 걸을 때 보통 한 번에 한 발만 지면에 제대로 닿는다. 동시에 몸 전체의 무게가 한 다리에서 반대쪽 다리로 이동하면서도 측면으로 쓰러지지 않는다. 이는 놀라운 기능이며, 실제 인간이 매우 자연스럽게 하고 있는 일이다.

걷는 방식은 서는 방식과 밀접하게 연계되어 있다. 따라서 내가 서기에 관해 설명했던 모든 내용들이 걷기에도 적용될 수 있다. 잘 걷기 위해서는 잘 서야 한다. 잘 선 다음에야 몸의 균형을 유지한 채로 앞으로 나아갈 수 있기 때문이다. 필요하다면 2장의 연습을 복습한 후 걷기 탐험을 시작하라.

지구와의 연결성

서거나 걸을 때 일어나는 움직임을 보면 인간은 근본적으로 지구와 관계를 맺고 있는 존재라는 것을 알 수 있다. 인간이 지구와 맺는 관계성 중 하나가 바로 안정성security이다. 안정성은 넘어지지 않고 균형을 잡거나 걸을 때 발생한다. 또다른 관계성은 바로 이완relaxation이다. 인간은 이완을 통해 지구와의 연결성을 회복하고 움직이는 몸을 즐길 수 있다. 많은 사람들이 안정성을 위해 이완을 포기하는데, 그 결과 근육에는 긴장이 가득 차고 신체 정렬은 깨진다. 하지만 안정성과 이완 사이에서 어느 하나를 선택할 필요는 없다. 왜냐면 신체 정렬이 바르게 되면 안정성과 이완은 서로를 보완해주는 요소로 작용하기 때문이다.

안정성

나는 때때로 직접 손으로 고객들을 도와서 그들의 선 자세를 새롭게 바꿔 주기도 한다. 그러면 고객들은 자신의 몸이 중심 수직축에 배열되는 느낌을 받는다. 하지만 평소보다 더 안정된 상태에서 균형 잡힌 몸을 갖게 되었는데도 그러한 신체 배열 상태가 낯설게 느껴져, 마치 넘어질 것 같다고 말하기도 한다. 그러면 나는 전신거울을 통해 바뀐 자세가 더 균형 잡힌 자세라는 사실을 확인시켜주지만, 불안정한 느낌은 여전히 남아 있다고 말한다. 어떤 이들은 새롭게 바뀐 자세에서 견디기 힘들어 바로 원래의 익숙한 자세로 되돌아가기도 한다. 정렬이 바뀐 몸에 적응하여 편안한 느낌이 들게 하려면 이 책에서 소개된 운동을 하면 된다. 그러면 운동감각이 변하여 새롭게 변한 중심 정렬 상태를 안정된 자세로 받아들인다. 이는 몸이 좋은 정렬 상태를 내부에서부터 새롭게 인지하게 되었기 때문이다.

나는 자세와 움직임패턴이 안 좋은 사람들의 신체 안정성이 떨어진 모습을 수없이 봐왔다. 대부분의 동물들과 마찬가지로 인간은 균형을 유지하는 감각을 타고난다. 아이는 일어서서 걷는 법을 배우면서 계속해서 비틀거리고 넘어지면서도 점차 균형을 유지하는데 필요한 정보를 습득하고, 이렇게 시도하고 넘어지는 과정을 통해 적절한 근육톤을 발전시킨다. 하지만 일정한 나이가 되면 아이는 신체적, 감정적, 또는 정신적 스트레스에 의해 정상적인 근육톤이 변한다. 결국 지나치게 긴장된 근육과 지나치게 느슨한 근육이 몸 여기저기에 분포된다. 이러한 현상이 일어나면 신체의 감각운동 시스템은 정상적으로 기능하지 못하여 선 자세를 제대로 유지하기 어려워진다. 결과적으로 몸의 안정성이 떨어진다.

흥미롭게도 나는 저명한 운동선수를 포함해 많은 이들이 자기 몸의 불안정성을 제대로 인지하지 못한다는 사실을 발견했다. 어떻게 그걸 인지하지 못하는 걸까? 그들은 보상compensation을 통해 불안정한 몸에 적응해버렸다. 한마디로 그렇게 불안정한 몸에 익숙해진 것이다. 어린 시절부터 우리는 무의식적으로 특정 근육을 긴장시키거나, 유연하지 못하게 변한 신체를 그냥 받아들이기도 한다. 결과적으로 운동감각은 감소하고 불안정한 상태를 당연하게 여기게 된다. 이 모든 귀결점이 바로 비기능적 움직임패턴DMP, Dysfunctional Movement Pattern이다. 이 DMP에 대해서는 『근육재훈련요법』의 설명을 참조하라.

뇌는 넘어지는 것을 예방하거나 상처를 입지 않으려고 신체를 보호하는데 최선을 다한다는 사실을 기억하라. 따라서 넘어지는 것에 대해 두려워하면, 그래서 무의식적으로 그러한 생각과 상황에 대응하면, 근육은 긴장된다. 이러한 상황이 지속적으로 발생하면 거기에 익숙해지고, 불안정한 신체 정렬 상태를 정상적인 것으로 받아들이는 감각이 몸에 장착된다. 긴장은 시간이 지나면서 쌓이고 결국 통증으로 이어진다. 그리고 마침내 스스로 "노화가 진행되고 있다"는 착각에 빠진다.

이완

자연스러운 안정성을 되찾아 바른 균형을 확보하기 위해서는 몸 전체의 근육톤이 정상으로 돌아와야 한다. 여기서 중요한 점은 불필요한 근육 긴장을 이완시키는 것이다. 이완이 일어나면 신체 정렬이 더 좋아진다. 지면과의 연결성이 살아나는 느낌을 많이 받을수록 바른 정렬에 대한 자기 확신도 증가한다. 지구 또한 살아있는 존재이며, 많은 측면에서 인간의 몸을 지지하고 이완을 돕기 때문이다.

　　도시나 고도로 산업이 발달한 환경에서 사는 사람은 매일같이 자신이 지구 위에서 살아가고 있고 중력에 매어 있다는 사실을 상기시킬 필요가 있다. 가장 간단한 방법이 바로 걷는 것이다. 걷게 되면 주변 세상에 대한 감각이 살아나고 운동감각 인지가 높아진다. 발로 지면을 밟았을 때 다리를 타고 위로 올라오는 힘을 느껴보라. 걸을 때 이완되어 있으면 골격계가 대부분의 일을 한다는 사실을 느낄 수 있을 것이다. 이러한 이완된 보행을 통해 지구와의 연결성을 높일 수 있다.

　　흥미로운 점은 이완된 근육이 긴장된 근육보다 더 근력이 좋다는 것이다. 무거운 것을 들면서 근육 트레이닝을 하면 몸 전체의 느낌이 더 좋게 다가오는 사람도 있다. 하지만 근육을 더 강화시키고 싶은 사람이라면, 운동감각적으로 신체 근육을 감지하고 이완시키는 법을 먼저 배워야 한다. 그런 다음 근력강화 운동을 하면 부상을 덜 입고도 더 나은 결과를 얻을 수 있다.『근육재훈련요법』을 읽고 운동감각, 이완, 근육톤에 대한 이해를 한 웨이트 트레이닝 강사들 중에는 자신이 오랫동안 잊고 있었던 중요한 감각을 되찾았다며 감사의 말을 전하기도 한다.

walking

걷기

인간은 수천 년 동안 걸어 다니며 생활해 왔다. 새는 날기 위한 구조를 지녔지만, 인간은 걷기 위한 구조를 지녔다. 비록 다리가 대부분의 일을 하지만, 근골격계의 다른 모든 부분이 걷기에 관여한다. 이 점을 강조하기 위해 난 때때로 고객들에게, 내가 가르치는 모든 운동감각과 움직임패턴은 단 하나의 운동, 즉 걷기를 위해 고안된 것이라고 말한다. 달리 말하면, 근육재훈련요법에서 다루는 각각의 운동은 결국 걷기 동작을 구성하는 특정한 요소를 연습하기 위해 디자인된 것이다. 그래서 나는 사람을 볼 때면, 우선 그가 걸을 때 몸 전체에서 드러나는 비기능적 움직임패턴을 찾는다. 마찬가지로, 걷기를 통해 나는 고객의 움직임패턴, 근육톤, 그리고 몸 전체의 정렬 상태를 교정해준다.

몸, 마음, 정신은 서로 분리된 것이 아니기 때문에, 걷기엔 소위 "인체 역학" 이상이 담긴다. 걷기엔 단지 근육과 뼈의 움직임뿐만 아니라 그 사람 자체가 반영된다는 뜻이다. 인간이 걷는 패턴에는 그가 신체를 움직이는 방식뿐만 아니라 인생을 어떻게 살아서 움직이는지도 반영된다. 그가 누구인지, 또 도전을 마주하는 방식까지도 걷기 패턴에 드러난다. 몸-마음 연결성은 이토록 명확하다. 내게 걷기 패턴 교정을 받은 이들 중에는 눈물을 흘리거나, 불안, 분노, 혼란, 불만 등의 감정을 내보이기도 한다. 이러한 현상이 자주 일어나는 것은 아니지만, 이를 통해 특정한 방식으로 신체가 고정되어 습관화된 것들이 무의식적인 감정 또는 정신과 뿌리 깊게 연계되어 있다는 점을 알 수 있다. 이는 또한 어린아이 때부터 형성되는 적응행동패턴adaptive behavior patterns과도 관련이 있다.

걷는 법을 개선시키면 정말 안정된 느낌을 받기도 하지만, 처음엔 낯선 느낌에 당황할 수도 있다. 서 있을 때와 마찬가지로, 뇌는 습관적이고 익숙한 형태의 걷기 패턴을 선호한다. 따라서 걷는 법을 개선시키기 위해서는 노력이 필요하다. 이 말은 의식적으로 특정한 의도를 가지고 걷기 패턴walking patterns을 변화시킨 후 이를 새로운 습관으로 안착시켜야 한다는 뜻이다.

걷는 방법에 대해 지성으로 이해하는 것도 도움이 되지만, 실제 여기서 중요한 것은 지성이 아니다. 걷기를 변화시키는 것은 감각운동학습sensory-motor learning이다. 새로운 방식의 움직임을 체화시키기 위해서는 감지, 인지, 피드백하는데 시간을 투자해야 한다. 머리로는 어떻게 하는 것이 옳은지 이해했다고 할지라도 실제 운동감각이 변하지 않으면 의미가 없다. 이 책에 나온 테크닉들을 연습함으로써 여러분은 점진적으로 새로운 걷기 패턴에 익숙해지게 될 것이다.

이제 좋은 직립정렬 상태를 좋은 걷기 패턴으로 변화시키는데 중요한 두 측면을 살펴보기로 하자. 하나는 발과 다리이고, 다른 하나는 골반과 고관절이다. 이와 관련된 운동을 할 때 제안하고 싶은 사항은 맨발로 새로운 걷기 패턴을 연습하라는 것이다. 신발은 뒤꿈치 높이도 다르고 쿠션 정도도 다 다르다. 따라서 신발을 신고 하면 걷기 패턴을 익히는데 방해가 될 수 있다. 맨발은 자연스러운 중립 상태를 제공한다. 따라서 걷기 패턴을 바꾸는 운동을 할 때 최선은 맨발로 하는 것이다.

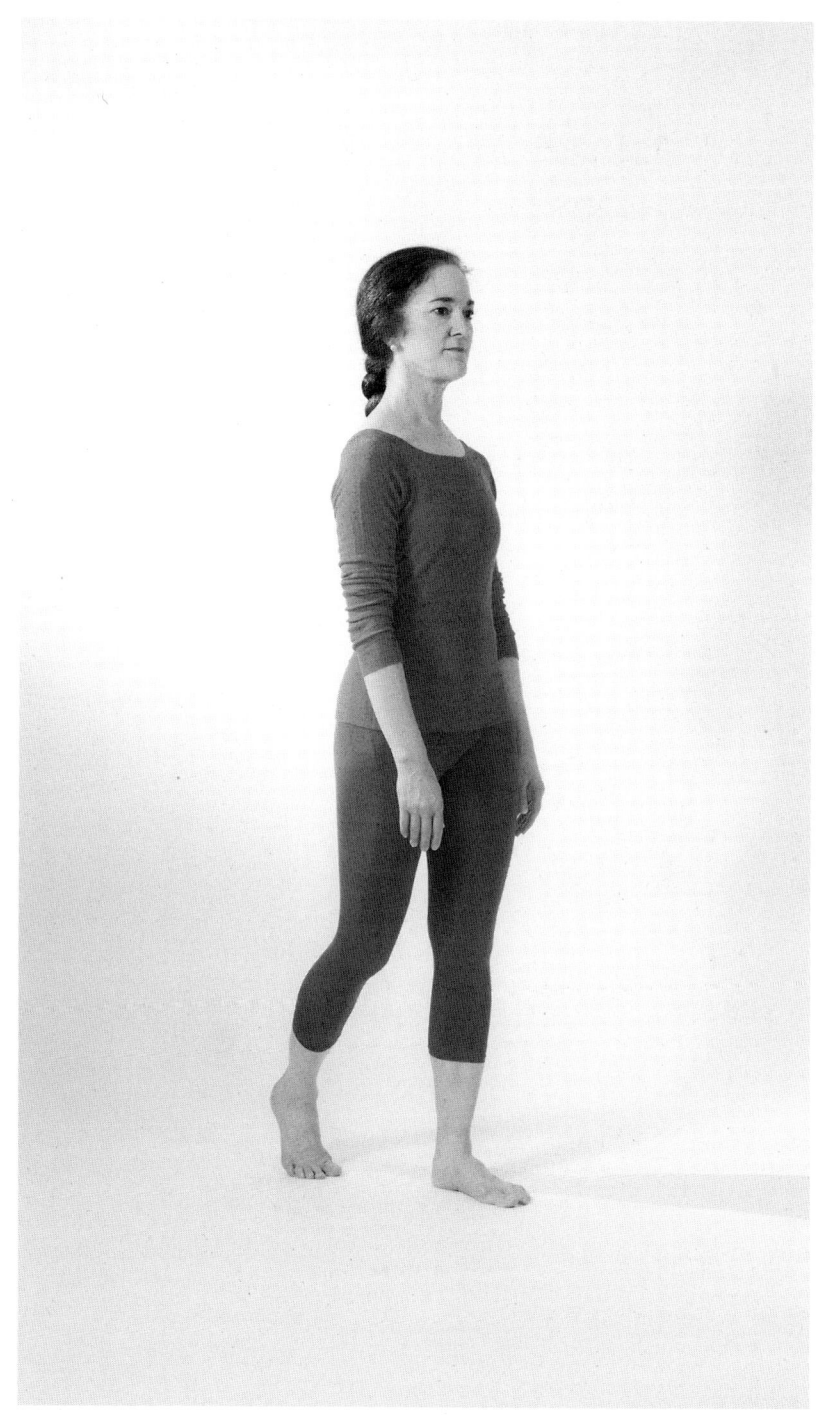

the feet and legs

발과 다리

걸을 때 발과 다리에서는 다양한 동작이 표현된다. 이를 단순화시키기 위해 두 가지 기본적인 움직임이 동시에 발생한다고 가정해보자. 한 다리가 뒤에서 움직이면서 동시에 다른 다리가 앞으로 움직인다고 여기면, 서로 구별되는 이 두 종류의 움직임을 통해 발과 다리 전체의 섬세한 움직임을 배우기가 더 쉽다.

뒷다리와 발

걸을 때 한쪽 다리의 무릎은 점차 펴지면서 뒤쪽에서 움직인다. 무릎이 펴지는 뒷다리의 발뒤꿈치가 지면을 누르면 다른 다리는 앞으로 나아간다. 탐험 16과 17에서 이 느낌을 체득하게 될 것이다. 앞다리의 발이 지면에 닿을 때까지는 어느 정도 뒷다리의 뒤꿈치가 지면에 닿아 있어야 한다. 뒷다리의 발뒤꿈치가 지면에 오래 머무를수록 신체 균형은 높아진다. 이는 안정성을 높이는데 크게 기여한다. 물론 이렇게 하면 앞발과 뒷발 사이의 보폭은 줄어든다. 하지만 이것이 문제를 일으키지는 않는다. 또 보폭이 줄어들고 안정성이 확보되면서, 고관절 근육을 활용하고 골반, 몸통, 그리고 머리를 움직이는 방식도 변하게 될 것이다. 이에 대해서는 뒤쪽에서 좀 더 자세히 다루도록 하겠다.

앞발이 완전히 지면에 닿으면 이제 뒷발이 지면에서 떨어지기 시작한다. 먼저 뒷발 뒤꿈치가 올라가고 발볼이 경첩처럼 굴곡한다. 족궁과 발가락 사이의 발바닥도 지면에서 들린다. 걸을 때 발가락과 중족골을 이어주는 부위의 관절이 굴곡하거나 신전되는데(그림 3-1), 여기서 일어나는 경첩 동작은 탐험 14를 통해 확인하게 될 것이다. 뒷발의 발볼 근처 관절은 발이 지면에서 떨어지기 전에 최대로 꺾이며, 이런 현상이 일어난 다음에 뒷발이 앞으로 나아간다. 물론 걸을 때 발가락을 지면에서 튕길 필요는 없다. 발바닥이 충분히 이완되어 있으면, 몸무게가 발 전체로 전달된 후 바닥에서 떨어지기 때문이다. 그렇게 되면 발가락 전체가 신체 균형을 유지하는 데 온전히 활용된다.

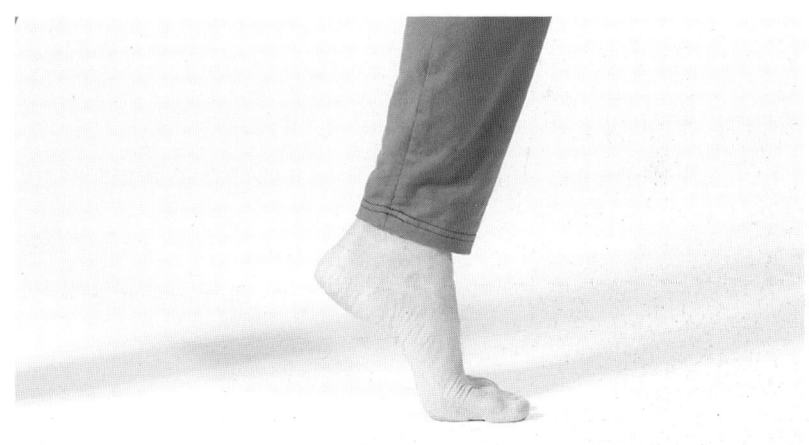

그림 3-1

앞다리와 발

뒤쪽에 있는 발의 발볼을 경첩처럼 굽히고 뒤꿈치를 바닥에서 떼면, 그 발이 들려 앞으로 나아갈 준비를 갖춘다. 뒷발이 지면에서 떨어질 때 발목은 이완되어 있어야 한다. 발이 하퇴에 대롱대롱 매달려 있다고 상상하면 발목을 이완시키는데 도움이 된다. 발목이 이완되면 무릎을 평소보다 더 많이 굽힐 수 있어서 걸을 때 발이 지면에 끌리는 현상을 예방해준다. 이러한 방식으로 걸으면 장골근과 요근이 더 많이 활용된다.

걸을 때 앞쪽에서 움직이는 발의 중간 지점이 지면에 닿는데, 대략 입방골과 종골 앞면쯤에 해당된다(그림 2-11을 확인하라). 이곳은 발의 균형점 근처이며, 탐험 7에서 발 아래에 연필을 놓았을 때 닿았던 부위와 비슷하다. 여기서부터 몸무게가 무게지지선을 따라 첫 번째와 두 번째 발가락 사이 공간으로 지나간다. 탐험 13을 통해 여러분은 무게지지선에 대해 더 깊게 이해하게 될 것이다.

일반적으로 걷거나 뛰는 속도가 빠를수록 발 끝부분이 지면에 닿는다. 또 뒤꿈치의 뒤쪽이 지면에 닿을수록 몸무게가 중심축에서 뒤쪽에 가해진다. 무거운 발걸음을 지닌 사람은 대부분 이런 방식으로 걷는다.

걸을 때 발의 중심부가 지면에 닿을수록, 발이 몸 아래쪽에 위치한 느낌을 많이 받는다. 그러면 다리의 역할이 지면을 미는 힘으로 몸을 앞으로 나아가게 한다는 것을 알게 된다. 반면, 뒤꿈치 뒤쪽이 지면에 닿으면서 걸으면 다리가 마치 몸을 앞으로 끌고 가는 느낌을 받는다. 발과 다리가 몸을 끄는 것보다, 지면을 미는 역할을 해야 효율적인 보행이 이루어진다. 언덕을 오를 때 발이 지면을 밀어주어야 몸이 위로 올라가는 경험을 했을 것이다. 신체 정렬이 좋다면 지면 위를 걸을 때도 이와 비슷하게 미는 느낌이 몸에 가해진다.

앞발에 있는 균형점이 지면에 닿으면서 걸으면 골반 또한 적절한 전위 자세를 유지하게 되어 몸 전체 정렬이 좋아진다.

걷기 탐험

탐험 13-1

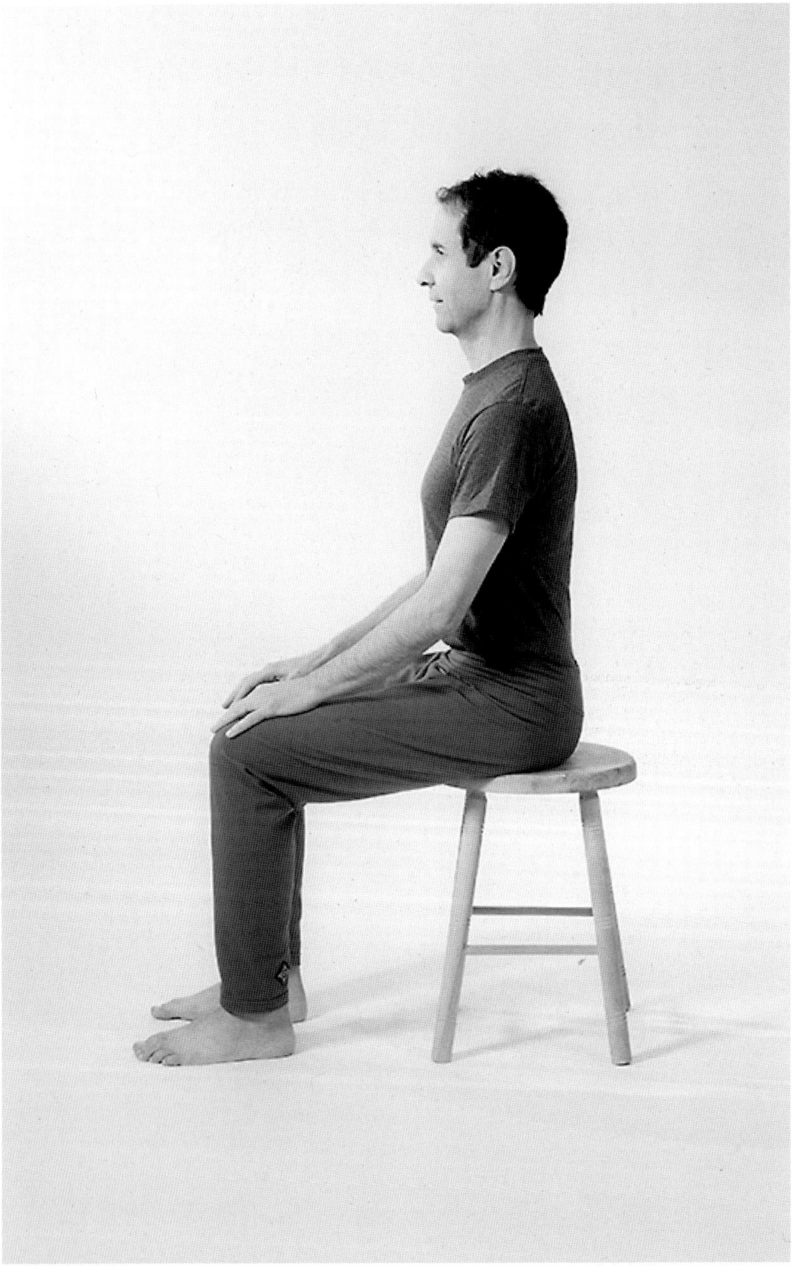

걷기 탐험

탐험 13-2

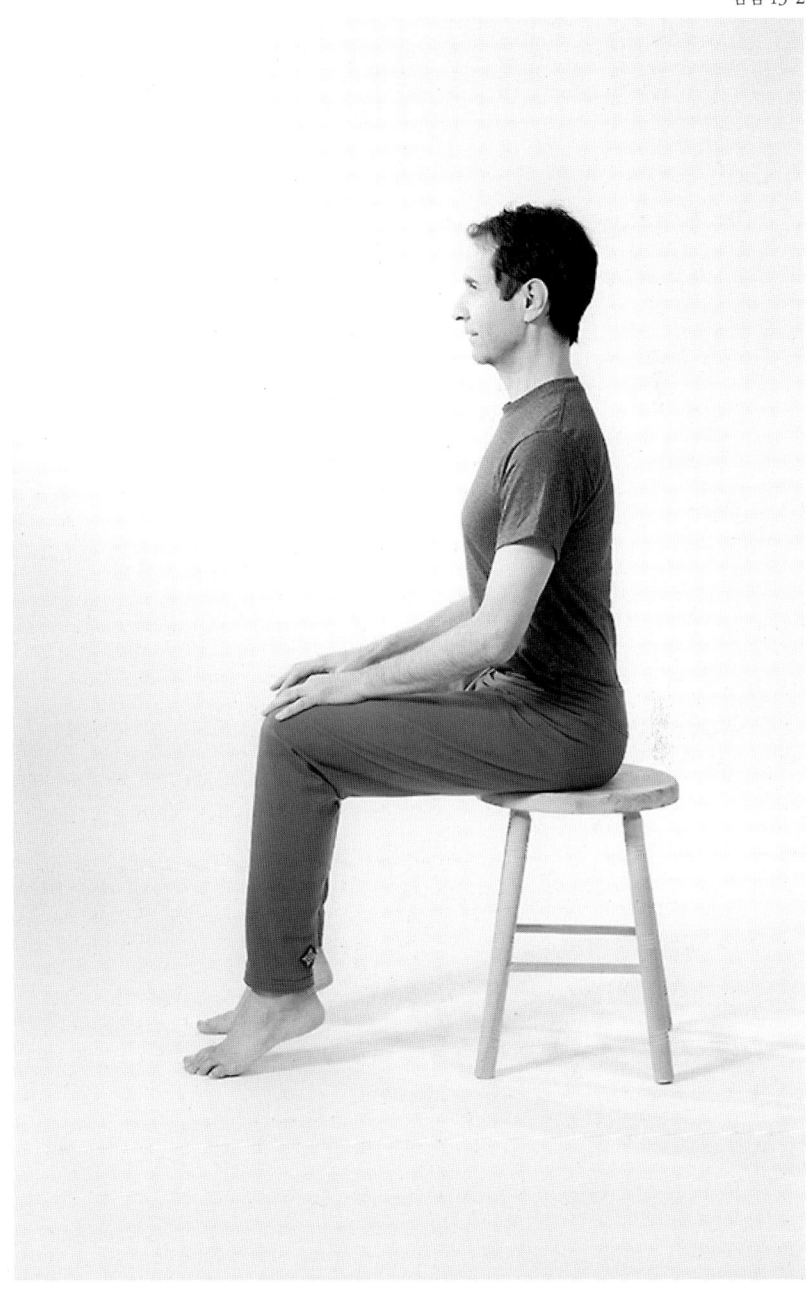

걷기 탐험 - 13

1 ── 의자 앞쪽 절반 위치에 앉는다. 무릎은 굽히고 발은 지면에 닿게 한다. 그런 다음 뒤꿈치 바깥쪽에서 사선으로 앞으로 나아가 첫 번째 발가락과 두 번째 발가락 사이 공간으로 지나가는 무게지지선을 상상한다. 양쪽 발바닥에서 무게지지선이 지나가는 가상의 선을 그려본다. 그림 2-11을 보면 도움이 된다.

2 ── 천천히 뒤꿈치를 바닥에서 떼면 발볼 경첩 부분이 굴곡된다. 하지만 발가락은 아직 바닥에 닿아 있어야 한다. 이 동작을 할 때, 무게지지선을 따라 지면에서 발이 떨어진다고 상상하면서 뒤꿈치에서부터 시작해 발볼까지 천천히 발을 뗀다.

3 ── 반대로 동작하면서 뒤꿈치가 다시 바닥에 닿게 발바닥을 지면에 천천히 붙인다. 이때도 마찬가지로, 무게지지선을 따라 지면을 누르듯 동작한다.

4 ── 발뒤꿈치를 들었다 내리는 동작을 몇 분 정도 반복한다. 발이 일정한 높이를 유지한 상태에서 사선으로 지나는 무게지지선을 따라 동작이 일어나도록 한다. 뒤꿈치를 들 때 발이 안쪽으로 기울게 만들지는 않는다. 발볼 전체는 지면에 닿아 있어야 한다.

the pelvis and hips

골반과 고관절

걸을 때 골반과 고관절은 자연스럽게 약간씩 다방향으로 움직인다. 이제 걸을 때 골반에서 일어나는 움직임을 간략하게 살펴보도록 하자.

측면 이동

걸을 때 한 걸음에 한 다리로 서는 순간이 있는데, 이때 다른 다리는 들린다. 이를 쉽게 확인하려면 한 다리를 들기 전에 몸무게를 반대쪽 다리로 이동시켜보면 된다. 서 있는 쪽 엉덩이 근육을 이완시키면 보다 쉽게 몸무게를 그쪽으로 이동시킬 수 있다. 몸무게가 서 있는 다리쪽으로 이동하려면 골반도 그쪽으로 이동해야 한다. 이에 대해서는 탐험 14를 통해 확인할 수 있을 것이다. "엉덩이를 흔들며" 골반을 이동시키라는 뜻은 아니다. 단지 엉덩이 주변 근육을 충분히 이완시켜 골반을 측면으로 이동시켜 서 있는 다리로 몸부게를 옮기면 된다. 그러면 근육이 아니라 다리 뼈의 정렬에 의해 몸무게가 지지받는 느낌이 든다.

골반이 측면으로 이동하면 몸무게가 발의 내측보다는 외측에 가해지는 느낌이 든다. 그렇게 되면 발의 내측 족궁보다는 외측뼈에 압력이 더 가해진다. 걸을 때 발에 통증이 있는 사람은 자신의 골반이 어떻게 측면 이동되는지 확인해보라.

걷기 탐험

탐험 14-1

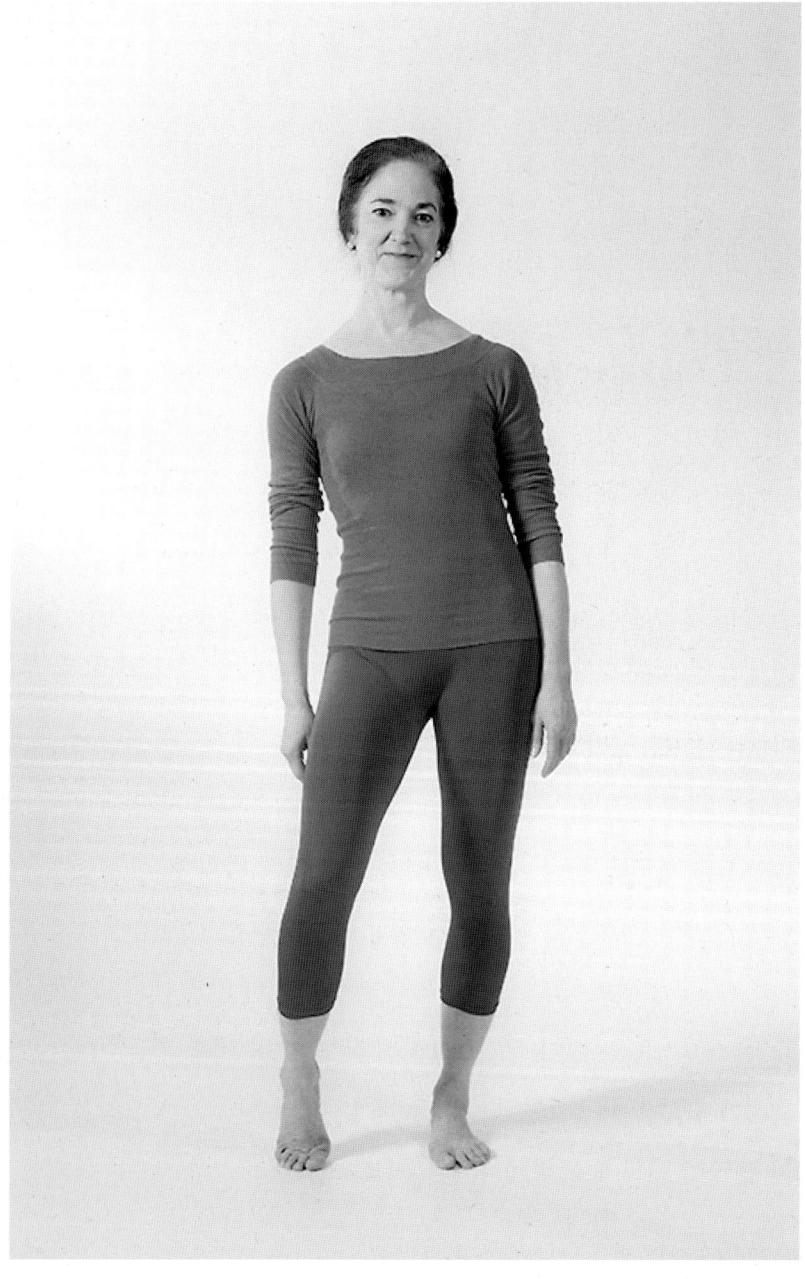

sitting
standing
walking

걷기 탐험

탐험 14-2

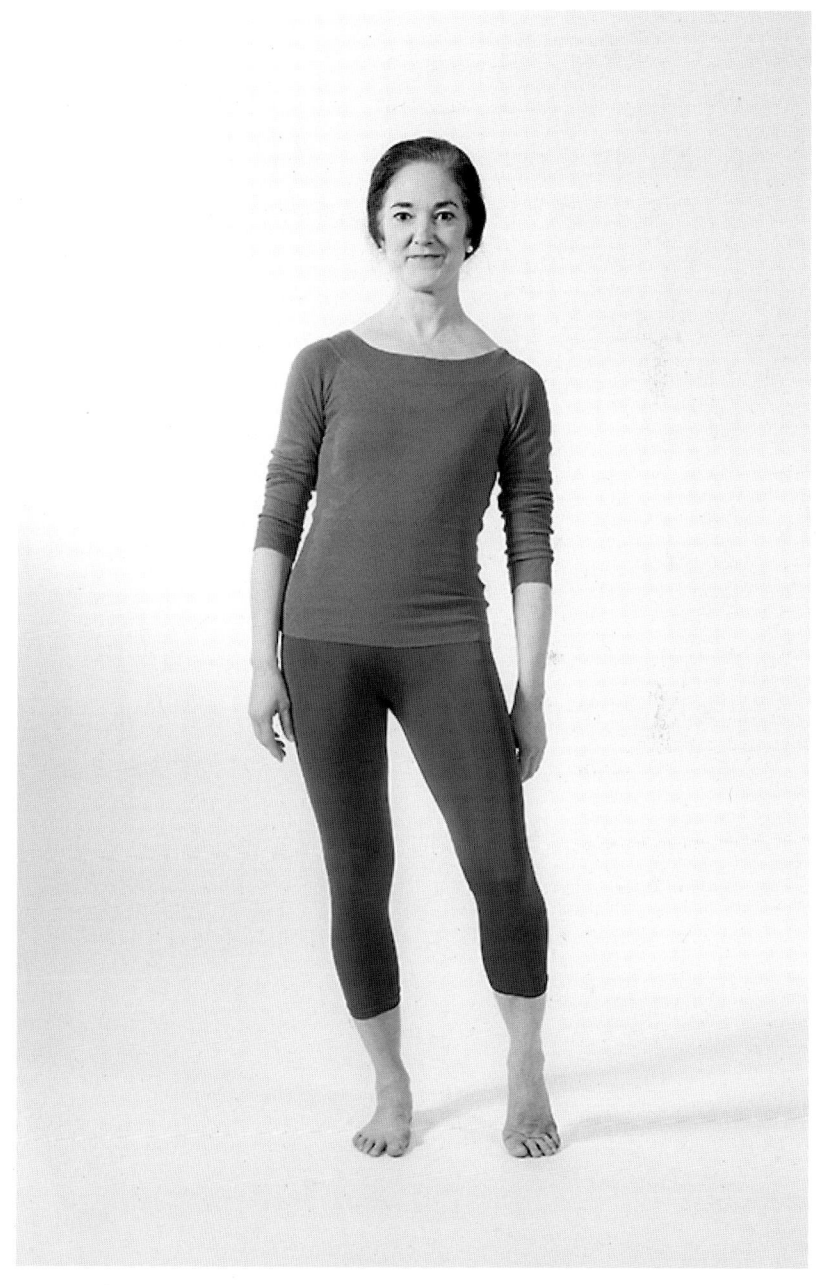

걷기 탐험 - 14

1 ──── 양발을 평행으로 하고 바로 선다. 왼쪽 무릎을 살짝 굽히며 왼발 뒤꿈치를 들어올린다. 이때 왼발 발볼은 지면에 닿아 있다. 왼발의 긴장을 이완하면 좀 더 쉽게 발볼 경첩 부위가 굴곡될 것이다. 이제 왼발 뒤꿈치를 바닥에 닿게 한 다음 같은 요령으로 오른발 뒤꿈치를 바닥에서 뗀다. 양발의 발볼 경첩에서 일어나는 굴곡 동작이 명확하게 인지될 때까지 동작을 반복한다. 동작을 할 때 발의 긴장을 뺄수록 뒤꿈치가 잘 들리고 무릎도 잘 굽혀진다. 이때 발볼로 지면을 누르지는 않는다.

2 ──── 골반을 오른쪽으로 이동시키면 몸무게도 오른다리 쪽으로 이동한다. 동시에 왼무릎을 굽히고 오른무릎은 편다. 그런 다음 골반을 왼쪽으로 이동시켜 몸무게를 왼다리 쪽으로 이동시킨다. 동시에 오른무릎을 굽히고 왼무릎은 편다. 골반을 느리게 좌우로 이동시키는 동작을 하면서 몸무게 또한 좌우 다리로 이동되는 것에 집중한다. 골반이 좌우로 이동하는 것과 엉덩이 근육의 이완이 어떤 관련이 있는지 느껴본다. 몸무게가 좌우로 이동될 때 그 무게가 발의 내측보다 외측에 더 가해지는지 확인하다.

3 ——— 이제 이 두 동작을 결합시킨다. 골반을 오른쪽으로 이동시키면서 왼발 뒤꿈치를 들고, 골반을 왼쪽으로 이동시키면서 오른발 뒤꿈치를 든다. 몇 분 정도 동작을 반복한다. 자연스럽게 걸을 때는 골반의 좌우 이동이 이보다 적게 일어난다.

수평면에서 몸통 회전

걸을 때 뒤쪽 다리의 무릎은 펴진다. 이때 엉덩이 근육과 햄스트링 근육이 무릎을 펴는데 관여한다. 탐험 15를 통해 이들 근육의 운동감각을 명확하게 인지하게 될 것이다. 엉덩이 근육과 햄스트링 근육은 허리 근육과 연계되며, 이들 근육이 무릎을 펴는 힘에 의해 체간(골반, 복부, 척추와 흉곽 등을 포함)이 가볍게 회전하게 된다. 이때 일어나는 회전은 앞쪽에 있는 발 방향으로 일어나고, 그 회전 가동범위는 크지 않지만 보행에서 매우 중요한 움직임이다. 탐험 16과 17에서는 걸을 때 일어나는 몸통 회전에 대해 다룬다.

나에게 보행 교정을 받았던 대부분의 사람들은 걸을 때 일어나야 하는 몸통 회전이 거의 없었다. 걸을 때 몸통이 회전하면, 그 회전력은 척추를 타고 목까지 올라간다. 이때 일어나는 회전에 의해 걸을 때마다 척추 근육에 미세한 내부 마사지가 일어난다. 걸을 때 몸통 회전이 일어나면, 회전 방향과 동측에 있는 팔과 다리는 앞쪽으로 나아가게 된다.

엉덩이와 허리 주변 근육에 과도한 긴장이 발생하면 몸통 회전 동작을 방해한다. 여러분은 어떤 근육이 몸통 회전을 통제하는지, 또 이러한 회전이 일어나기 위해 어떤 근육이 이완되어야 하는지 운동 19~22를 통해 확인하게 될 것이다.

골반 전위

서 있을 때와 마찬가지로 걸을 때 골반은 중립전위자세 neutral tilt position 를 유지해야 한다. 2장에서 이야기했던 것처럼, 서 있을 때의 골반 중립전위자세는 대퇴골 골두 위에서 골반이 안착되어 있는 것이다. 많은 사람들이 중립전위자세를 취했을 때 골반이 평소보다 더 많이 전위된 것처럼 느낀다. 골반을 중립전위자세로 유지한 채로 움직인다는 것이 단지 "바른" 위치에 골반을 고정시켜 뻣뻣하게 하고 움직인다는 의미는 아니다. 왜냐면 걸을 때 골반은 자유롭게 움직여야 하기 때문이다. 걸으면서 골반이 좌우로 이동하고 몸통이 좌우로 회전하는 가운데서도 중립전위자세를 유지할 수 있다. 이는 걸을 때 자신의 골반을 전방전위, 후방전위 해보면서, 이러한 동작이 요추 만곡과 머리의 움직임, 보폭, 다리와 발 등의 움직임에 어떤 영향을 미치는지 감지해보면 알 수 있다. 일단 앉거나 서 있을 때 골반 중립전위 자세를 감지하는 법을 배웠다면, 걸으면서도 이를 연습할 수 있다.

걸을 때 골반 전위가 바르게 일어나면 고관절이 미묘하게 스프링처럼 반응하는 느낌이 난다. 그래서 어떤 순간에도 고관절이 쉽게 굴곡된다. 이 말은 똑바로 서 있는 자세에서도 고관절에 락locked 이 걸리지 않는다는 뜻이다. 이런 상태에서 걸으면 중력 중심이 허리에서부터 고관절로 낮아진다. 그러면 고관절이 무거워지는 느낌이 드는데, 이러한 감각이 생기면 신체가 이완되면서 균형도 개선된다.

걷기 탐험

탐험 15-1

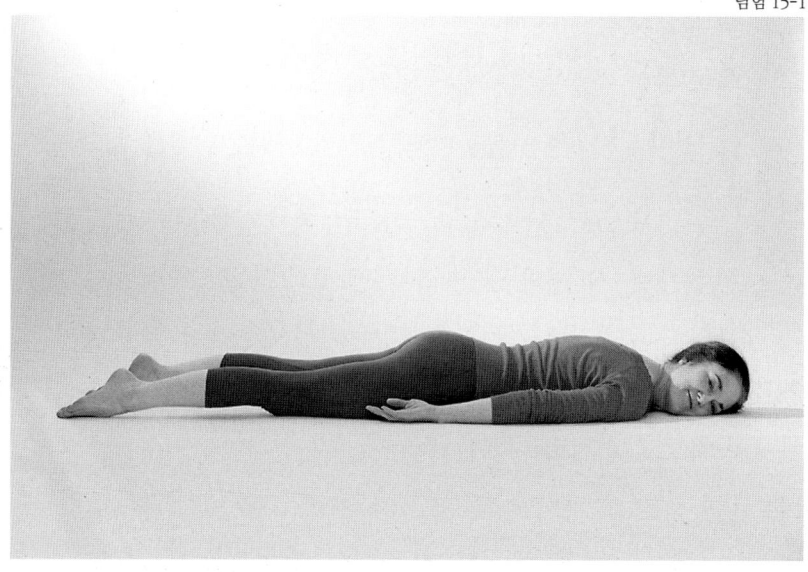

탐험 15-2

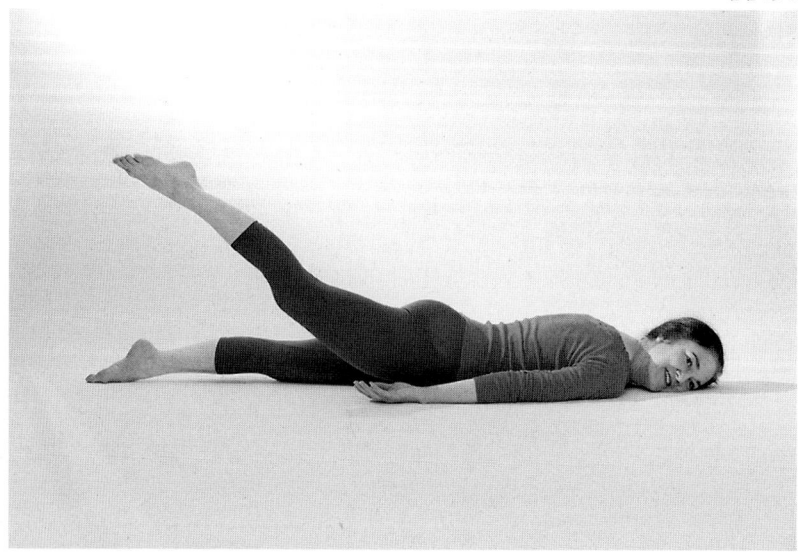

걷기 탐험 - 15

1 ──── 얼굴을 아래로 하고 엎드린 자세에서 오른 다리를 90도 구부린다.

2 ──── 천천히 오른쪽 허벅지를 지면에서 약 10cm 정도 든다. 손으로 허벅지와 엉덩이 부위에 있는 근육들이 어떻게 수축되어 다리가 올라가는지 확인한다. 가능한 하퇴와 무릎 주변의 근육들은 이완한다. 이제 오른다리를 내린다. 허벅지를 위로 올렸다 바닥으로 내리는 동작을 8회 반복한다.

3 ──── 왼다리에서도 같은 동작을 8회 반복한다. 이때에도 들어올리는 다리의 허벅지와 엉덩이 주변 근육을 손으로 확인한다. 여기서 손으로 확인한 근육이 바로 걸을 때마다 뒷다리를 펴서 몸을 추진할 때 사용된다.

걷기 탐험

탐험 16-1

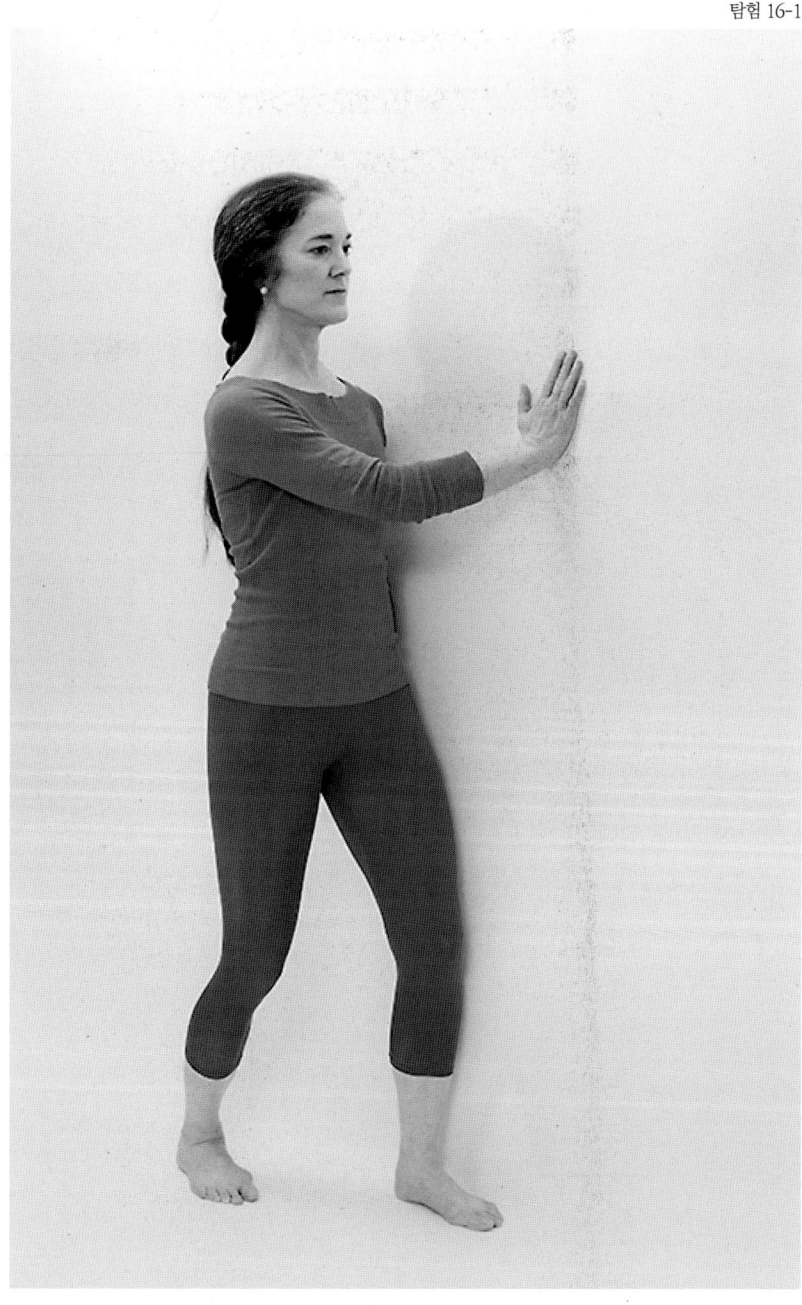

걷기 탐험

탐험 16-2

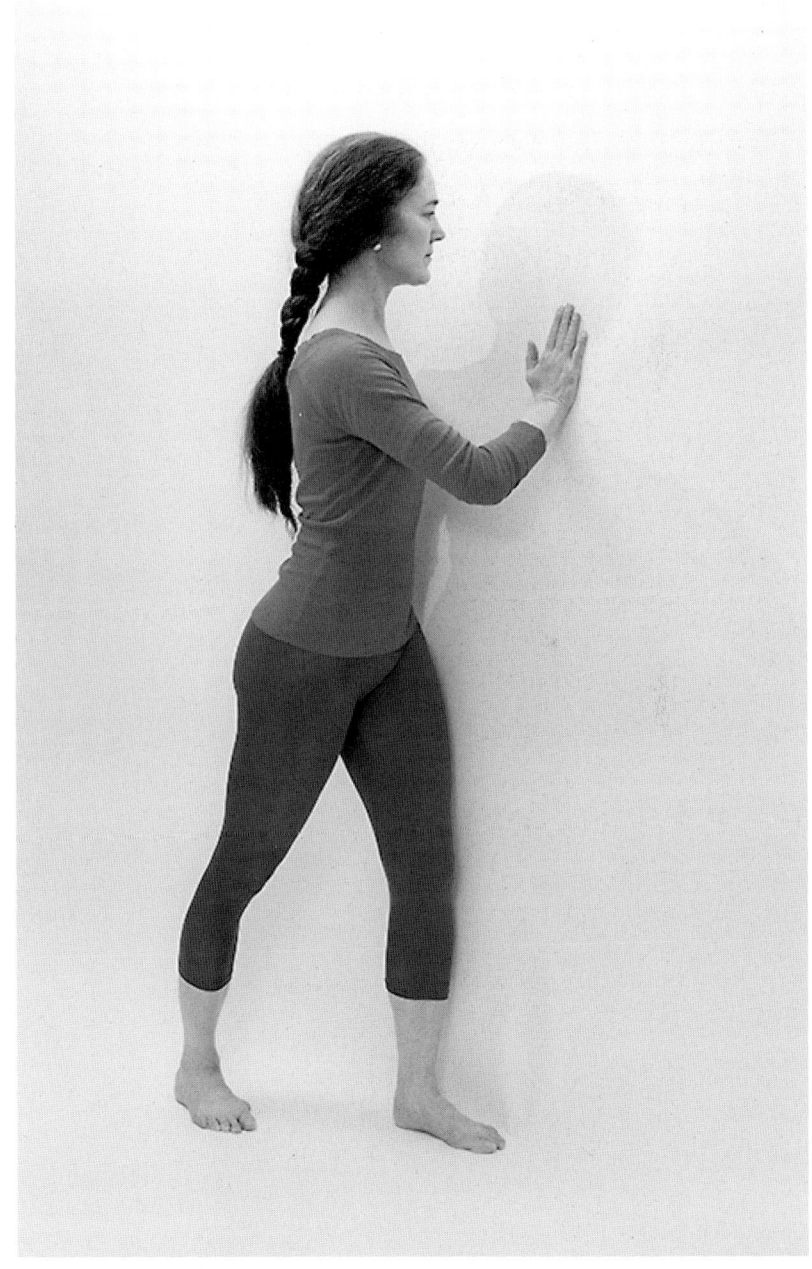

걷기 탐험

탐험 16-3

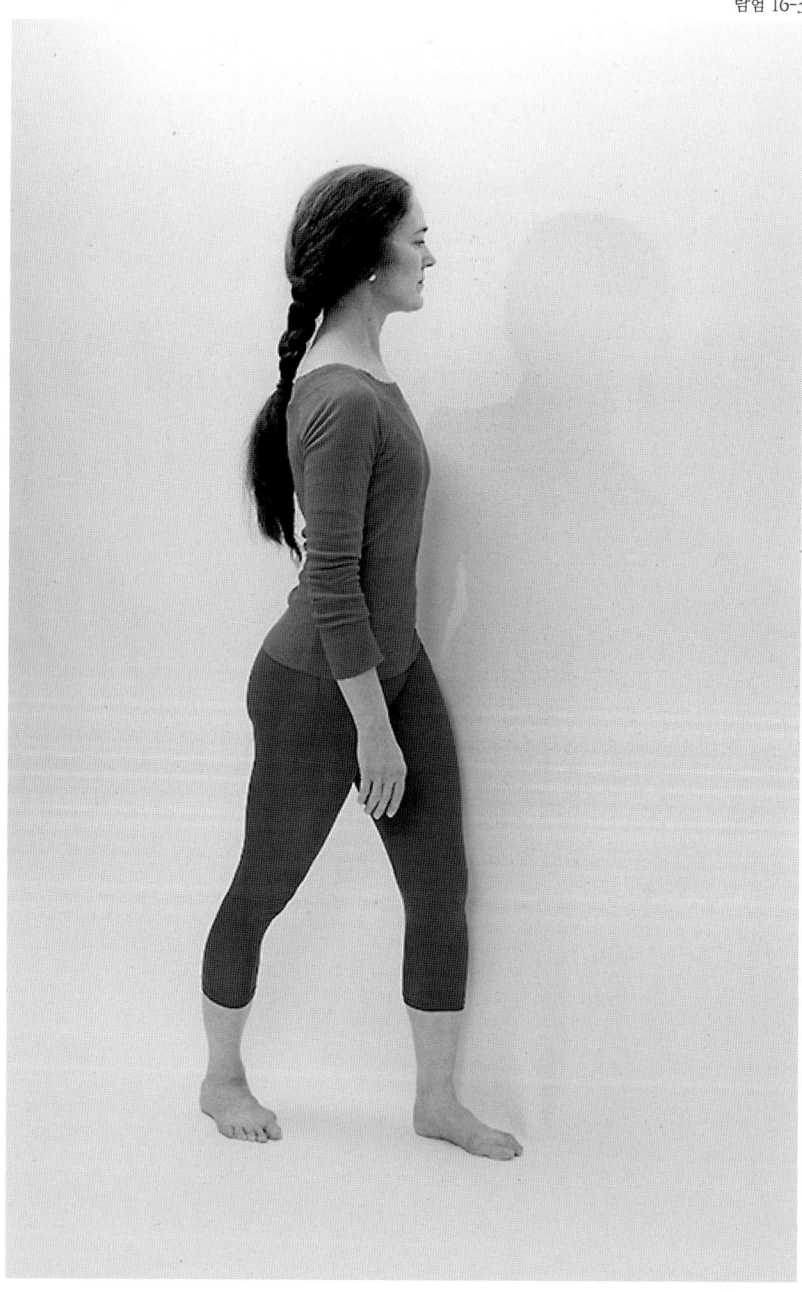

걷기 탐험

탐험 16-4

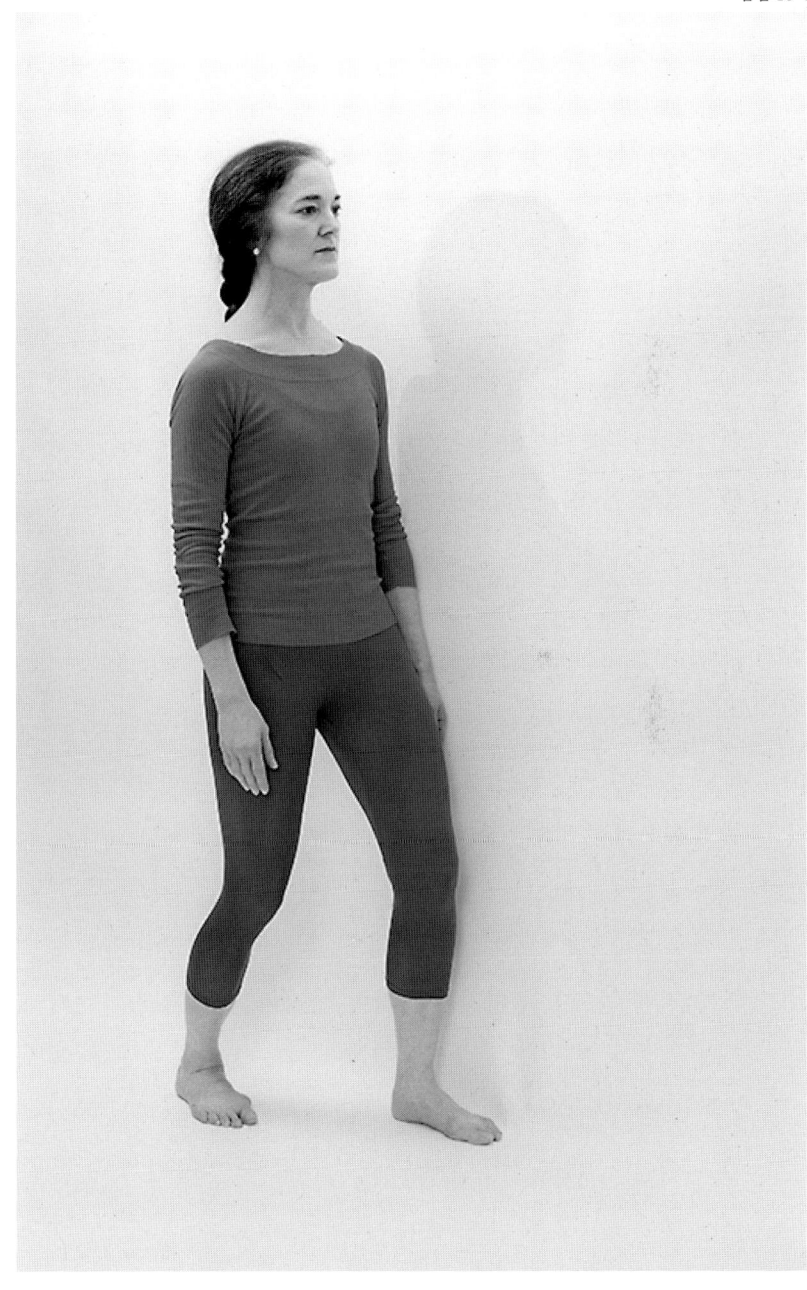

걷기 탐험 - 16

1 ——— 벽 옆에 몸 왼쪽이 향하도록 선 자세에서 왼발은 앞쪽에 오른발은 뒤쪽에 놓는다. 보폭을 넓게 한 자세이다. 이때 왼발은 벽에 가까이 있어야 하고, 양발바닥은 지면에 닿아 있다. 그런 다음 오른손으로 가슴을 가로질러 뻗은 후, 오른손바닥으로 벽을 누른다. 양무릎은 약간 굽힌다.

2 ——— 오른무릎을 완전히 펴면서 오른발 뒤꿈치로 견고하게 지면을 누른다. 무릎을 펴는 힘에 의해 뒤꿈치가 바닥을 누르면 몸통은 왼쪽, 즉 앞발이 있는 쪽으로 돌아간다. 동시에 이 몸통 좌회전력을 활용해 오른손바닥으로 벽을 좀 더 견고하게 누른다. 이때 오른쪽 팔꿈치를 완전히 구부리거나 펴지 않는다. 오른손바닥을 통해 벽에 전해지는 힘이 오른팔보다는 뒷다리와몸통 전체에서 전해지는지 감지한다. 다시 말해, 오른발 뒤꿈치가 지면을 누르는 힘에 의해 오른손이 벽을 누르는 힘이 팔근육만 쓰는 것보다 강한지 확인한다.

3 ——— 처음 자세로 되돌아온 다음, 뒤꿈치로 바닥을 누르는 힘에 의해 몸통이 돌아가는 동작이 쉽게 느껴질 때까지 여러 번 반복한다. 이제 벽이 오른쪽에 위치하도록 몸을 돌린다. 다리의 모양도 반대로 한다. 그런 다음 왼손으로 벽을 미는 동작을 시행한다. 많은 사람들이 뒷다리를 펼 때 몸통이 뒤로 돌

아가는 느낌이 받는다. 이는 여기서 제시한 운동의 목적과 정반대이다. 이 운동은 다리와 몸통 회전과의 관계를 감지하는 데 어려움을 겪는 사람들에게 도움을 주기 위해 고안되었다.

4 ──── 이제 양손을 모두 이완시킨다. 그런 다음 다시 뒷다리를 펴면서 뒤꿈치로 지면을 누른다. 앞에서 했던 것처럼 몸통이 돌아가는 느낌이 나는가? 팔로 몸통을 가로질러 벽을 밀지 않아도 같은 현상이 일어나야 한다. 다리를 바꿔가며 뒷다리를 펴서 뒤꿈치로 바닥을 누르는 힘에 의해 몸통이 돌아가는 것이 익숙하게 느껴질 때까지 반복한다.

5 ──── 원한다면 마지막 동작은 뒤쪽 발바닥 족궁 밑에 테니스공이나 비슷한 형태의 작은 공을 놓고 시행해본다. 뒷다리를 펴면서 공을 발로 누르면, 그때 생기는 압박에 의해 뒤꿈치로 바닥을 누르는 감각이 좀 더 선명해질 것이다. 이는 많은 사람들이 오랫동안 잊고 살아온 감각이다.

걷기 탐험

탐험 17-1

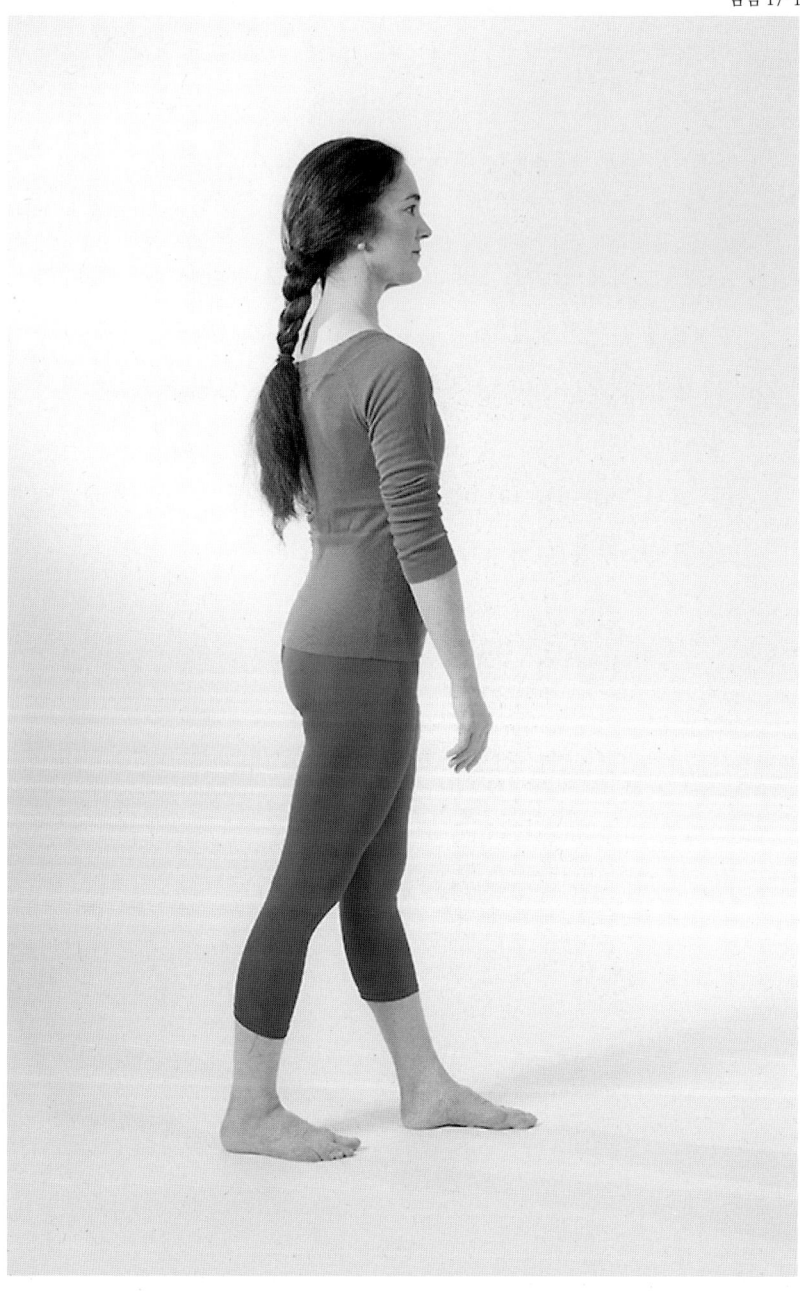

sitting
standing
walking

걷기 탐험

탐험 17-2

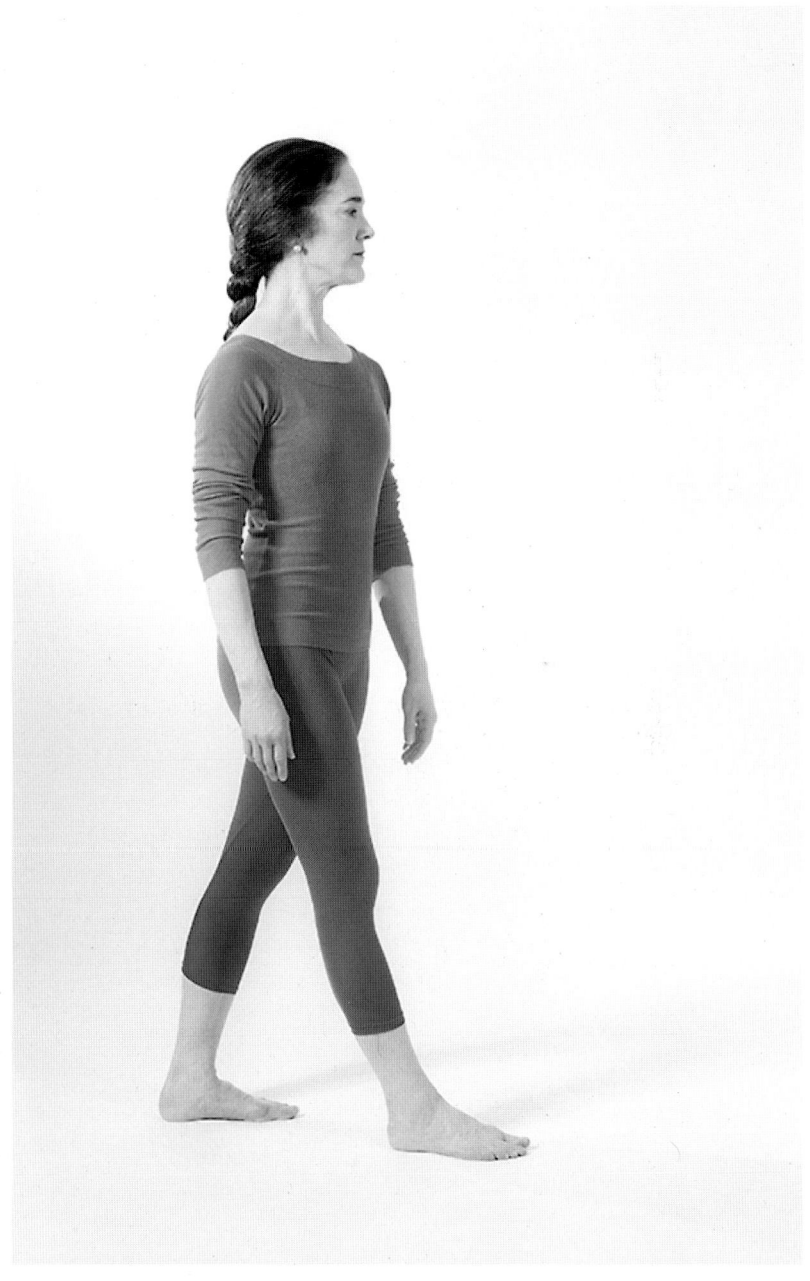

걷기 탐험 - 17

1 ——— 선 자세에서 시작한다. 오른발을 뒤로 한 걸음 내딛는다. 먼저 오른발 발볼이 지면에 닿고, 다음으로 뒤꿈치가 닿는다. 오른 무릎이 펴지고 뒤꿈치가 바닥에 닿을 때 오른쪽 허벅지와 엉덩이 근육이 어떻게 반응하는지 느껴본다. 동시에 몸통이 왼쪽(앞발쪽)으로 돌아간다. 시선은 정면을 바라보며 머리가 몸통과 함께 돌아가지 않게 한다.

2 ——— 이번엔 왼다리를 뒤로 뻗는다. 그러면 왼발 뒤꿈치가 지면을 누르고 몸통은 오른쪽으로 회전한다. 시선은 계속 정면을 바라본다. 처음엔 다리, 몸통, 머리의 협응 동작이 어렵게 느껴질 수 있다. 그러니 천천히 느리게 연습하라.

3 ——— 몇 분 동안 계속 뒤로 걸으면서 허리와 목이 회전되는 감각을 명확하게 느낄 때까지 연습한다. 걸을 때 몸이 회전되는 것은 정상적인 현상이다. 이는 앞으로 걷든, 뒤로 걷든 마찬가지다.

바르게 걷기 위한 키포인트

이제 지금까지 연습했던 걷기 시퀀스 전체를 살펴보도록 하자. 인간이 걸을 때 정말 많은 일들이 동시에 일어난다. 다음에 제시하는 스텝은 이러한 걷기 과정을 몇 개의 의미 있는 시퀀스로 나눈 것이다. 이를 통해 자연스러운 걷기 패턴을 재학습할 수 있다. 여기서 제시한 동작의 타이밍은 사람마다 그 느낌이 정확히 똑같을 수 없다. 걷는 속도나 그 외의 다른 요소들에 의해 느낌이 달라질 수밖에 없기 때문이다. 하지만 내가 가르쳤던 많은 사람들을 통해, 이 스텝이 매우 유용하고 신뢰성 높다는 사실을 확인했다. 연습을 하다가 어려운 동작이 생기면 관련된 탐험이나 운동을 더 열심히 하라. 특히 몸통 회전과 관련된 부분이 어렵게 느껴질 수 있다.

바르게 걷기 위한 키포인트 1

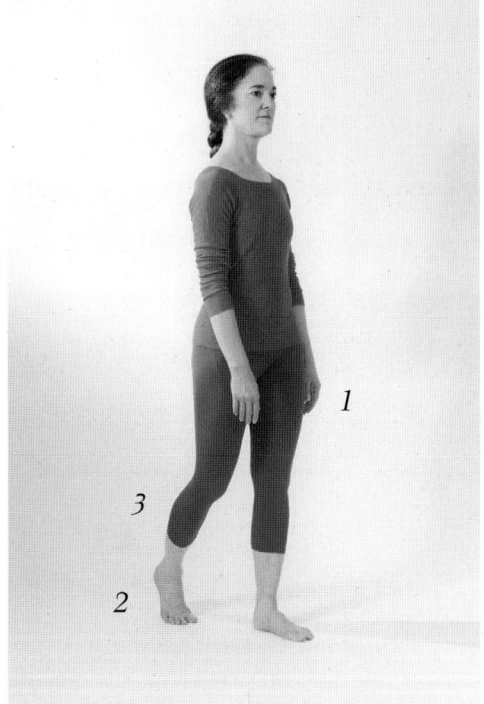

그림 3-2

1. 몸무게가 완전히 왼발로 이동한다: **탐험 14**

2. 오른발의 발볼 경첩부가 접힌다: **탐험 14; 운동 18**

3. 오른쪽 발목이 이완된다: **탐험 10**

바르게 걷기 위한 키포인트 2

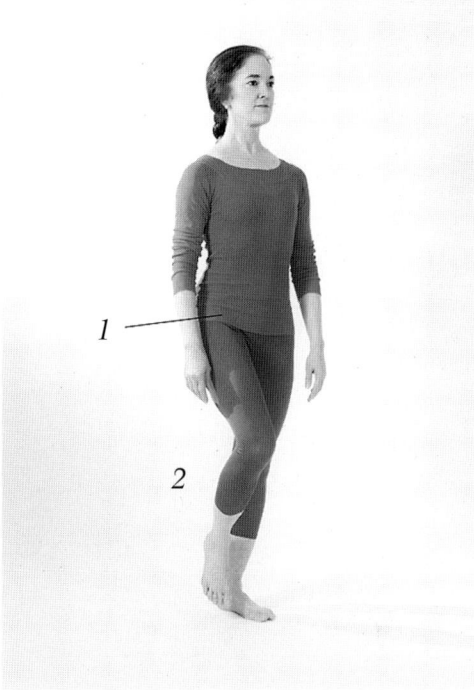

그림 3-3

1. 오른쪽 고관절 굴곡근이 작용하여 무릎을 앞쪽, 위쪽으로 이동시킨다: **운동 11, 12**

2. 오른쪽 발목은 이완된다: **탐험 10**

바르게 걷기 위한 키포인트 3

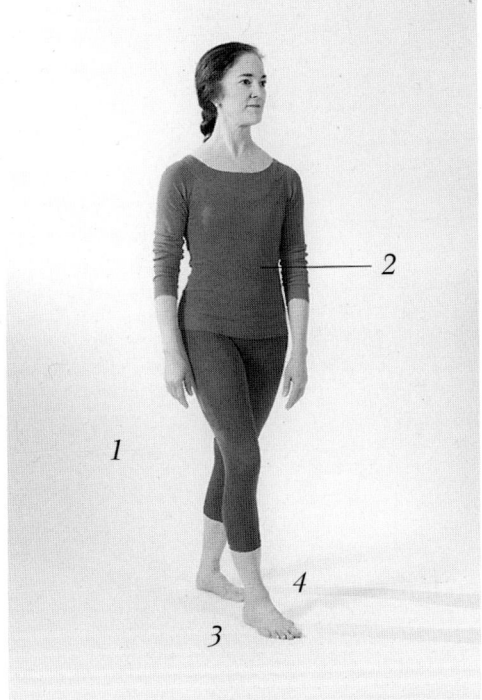

그림 3-4

1. 왼무릎은 뒤쪽에서 펴지고, 왼발 뒤꿈치는 지면을 누른다
   : **탐험 15 ~17; 운동 19 ~ 22**

2. 왼쪽 다리, 엉덩이, 허리 근육의 작용에 의해 몸통이 오른쪽으로 회전한다 : **탐험 15 ~17; 운동 19 ~22**

3. 오른발의 뒤꿈치와 발바닥 중간 사이의 어딘가가 지면에 닿는다
   : **탐험 7**

4. 몸무게가 오른발의 무게지지선을 따라 사선으로 전달된다 : **탐험 13**

바르게 걷기 위한 키포인트 4

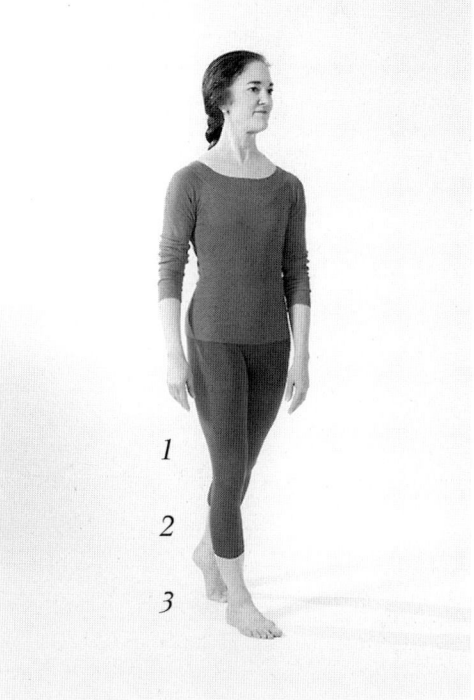

그림 3-5

1. 몸무게가 오른발로 완전히 이농한나 : **탐험 14**

2. 왼쪽 발볼의 경첩이 굽혀진다 : **탐험 14; 운동 18**

3. 왼발목이 이완된다 : **탐험 10**

바르게 걷기 위한 키포인트 5

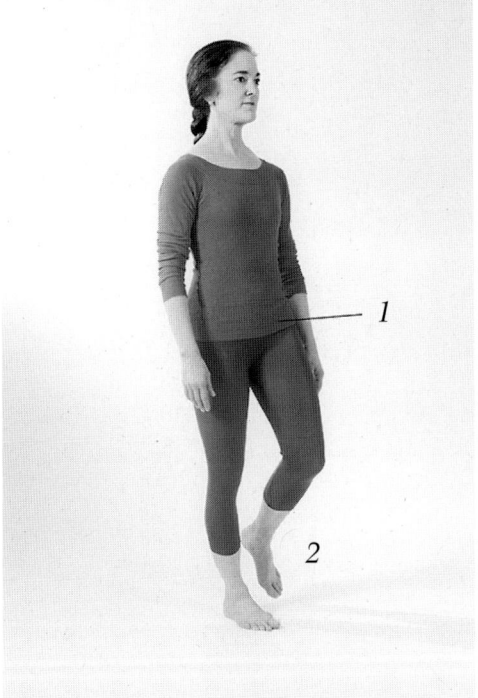

그림 3-6

1. 왼쪽 고관절 굴곡근에 의해 왼무릎이 앞쪽, 위쪽으로 들린다
   : **운동 11, 12**

2. 왼발목이 이완된다 : **탐험 10**

바르게 걷기 위한 키포인트 6

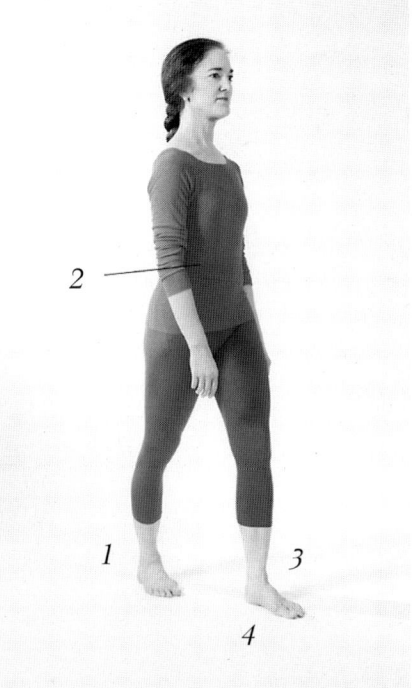

그림 3-7

1. 오른무릎이 뒤쪽에서 완전히 펴지고, 오른발 뒤꿈치가 지면을 누른다 : **탐험 15 ~ 17; 운동 19 ~ 22**

2. 오른쪽 다리, 엉덩이, 허리 근육이 작용하여 몸통을 왼쪽으로 회전시킨다 : **탐험 15 ~ 17; 운동 19 ~ 22**

3. 왼발의 뒤꿈치와 발바닥 중간 어딘가가 지면에 닿는다: **탐험 7**

4. 몸무게가 왼발의 무게지지선weightbearing line을 따라 사선으로 전달된다: **탐험 13**

더 쉬운 키포인트

앞에서 상세히 설명한 걷기 시퀀스가 너무 번잡하게 느껴질 수도 있다. 이는 여러분이 글로 써진 지시사항을 따라 걷는 법을 배우지 않았기 때문이다. 그래서 좀 더 쉽게 느껴지는 접근법을 소개하도록 하겠다. 걸으면서 다음의 설명을 체화시킬 수 있도록 연습해보라. 각각의 설명은 전체 걷기 패턴의 일부이다. 걸으면서 하나씩 차근차근 연습하면 된다. 하나의 설명을 몇 분 정도 연습하고 다음으로 넘어간다. 설명에서 전하는 내용을 제대로 못 느끼거나, 그 내용이 머리속에서 잘 그려지지 않는 대목이 나오면 일단 넘어간다. 다른 것을 연습한 후에 다시 해보면 쉽게 느껴질 수도 있다. 시간을 두고 연습하다 보면 모든 내용이 자연스럽게 느껴질 것이다.

1 —— 숨을 고른다.

2 —— 뒷발의 발볼이 경첩처럼 굽혀진 후에 바닥에서 떨어지는 것을 느껴본다. 발가락이 지면을 누르는 것도 느낀다.

3 —— 발을 지면에서 들 때 발목을 이완시킨다. 발이 하퇴에 대롱대롱 매달려 있다고 상상한다.

4 —— 앞발이 지면에 닿을 때 엉덩이와 다리 근육을 긴장시

키지 말라. 대신에 엉덩이 근육을 이완시키고 뼈가 대부분의 역할을 담당한다고 상상한다.

5 ―― 부드럽게 지면에 닿으면 발을 이완시킨다.

6 ―― 발에 있는 무게지지선을 따라 몸무게가 이동한다고 상상한다.

7 ―― 뒷발이 완전히 펴진 후에, 뒤꿈치가 바닥에서 떨어지면서 지면을 누르는 것을 감지한다.

8 ―― 몸통이 앞발쪽으로 회전할 때까지 뒷발의 뒤꿈치는 지면에 닿게 하라.

9 ―― 머리는 척추 꼭대기에서 고정되지 않은 채 균형을 이루게 한다. 하지만 부드럽게 약간씩 움직이도록 목을 이완한다.

sitting
standing   •   210
walking

walking exercise

걷기 운동

여기서 배우는 운동은 2장에서 익혔던 정렬원칙alignment principles을 기반으로 걷기에 필요한 다리와 몸통 움직임을 결합시킨 것이다. 중립골반전위, 자연스러운 요추 만곡, 그리고 머리를 바로 세운 자세에서 움직이는 모든 원칙이 바탕이 되면, 걸을 때 다리와 몸통 근육이 효율적으로 사용된다. 걷기에서 적용되는 원칙은 달리기에도 그대로 적용시킬 수 있다는 사실을 기억하라.

운동 18

발가락 스트레칭

준비 : 탐험 14

목적 : 족저근막(족궁에 있는 결합조직) 스트레칭을 통해 발볼의 경첩을 좀 더 쉽게 굽힌다.

**자세와
동작 :**

1. 양손과 양무릎을 바닥에 대고 엎드린다. 발가락을 굽혀 발볼이 지면을 누를 수 있게 한다(그림 3-8).

2. 상체가 똑바로 세워지고 엉덩이가 뒤꿈치에 안착될 때까지 몸무게를 뒤쪽으로 조금씩 이동시킨다(그림 3-9). 만일 엉덩이를 뒤꿈치에 대고 앉은 자세에서 통증이 많이 일어나면 가능한 조금만 몸무게를 뒤로 이동시킨다. 그림 3-9 자세를 1분 이상 유지한다.

감지 :

발바닥을 이완시키면서 발의 경첩이 접히는 느낌을 감지한다. 많은 사람들이 자기 발을 이렇게 굽히는 감각을 오랜 시간 동안 잊고 살아왔다. 따라서 3-9 자세를 취할 때 느리고 점진적으로 접근하는 것이 좋다. 이 자세를 겨우 2초 밖에 유지하지 못한다면 거기서부터 시작해서 점점 견디는 시간을 늘려 나가면 된다. 발볼 경첩이 유연해지면 걷는 능력이 크게 향상된다.

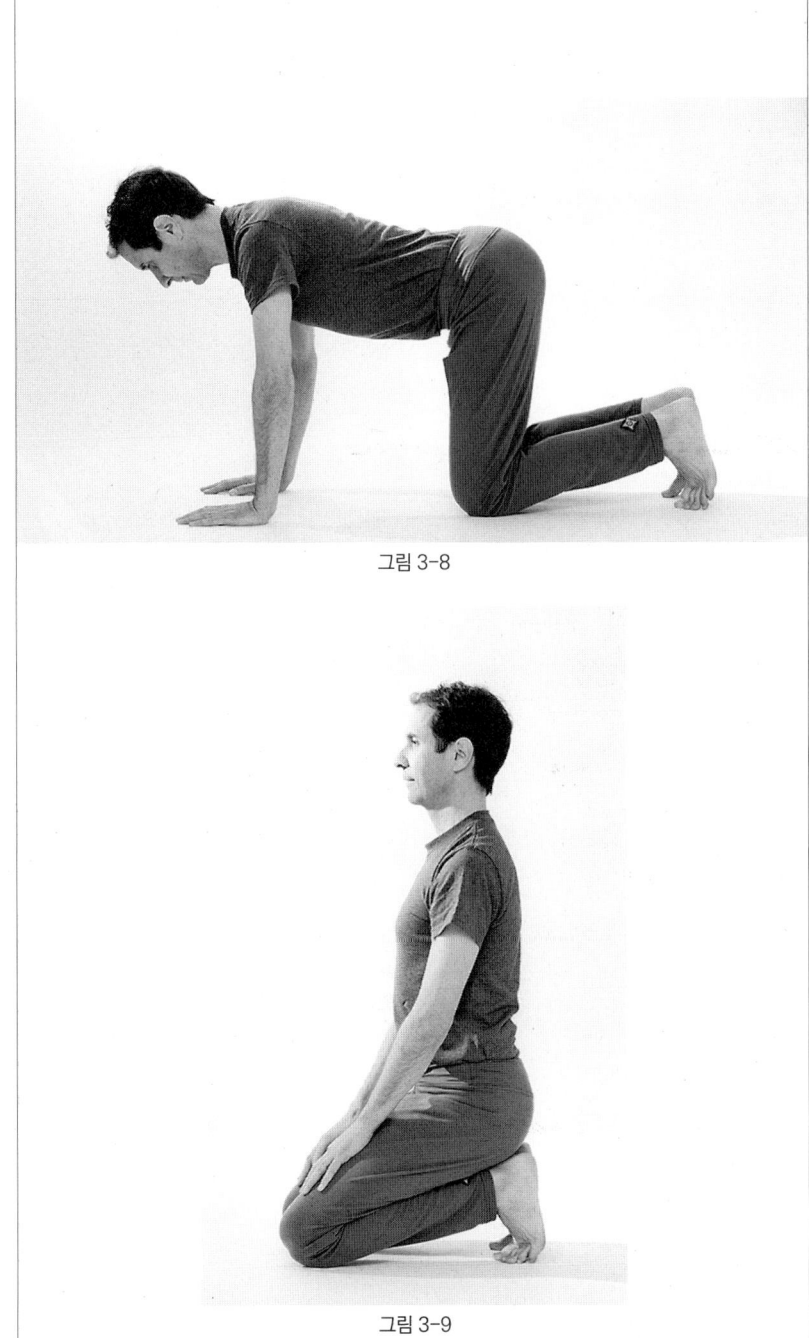

그림 3-8

그림 3-9

운동 19

누운 자세에서 고관절 신전

준비 : 탐험 15

목적 : 한쪽의 엉덩이와 허벅지 근육에 의해 골반이 반대쪽으로 회전하는 것을 감지한다. 이 운동은 걸을 때 몸통 회전에 그대로 적용할 수 있다.

자세와 동작 :

〈첫 번째〉

1. 등을 바닥에 대고 눕는다. 이때 왼발은 펴고, 오른무릎은 90도로 굽혀서 발바닥이 지면에 닿게 한다(그림 3-10).

2. 오른쪽 골반이 위로 충분히 들릴 수 있도록 오른발바닥으로 지면을 누른다. 허리 근육은 이완시킨다. 오른쪽 엉덩이 근육이 어떻게 작용해 오른발이 지면을 누르게 되는지 느껴보라. 오른쪽 골반이 위로 들리면 몸통은 왼쪽으로 돌아가지만, 왼쪽 골반은 지면에 그대로 붙어 있는다(그림 3-11). 이완한 다음 처음 자세로 돌아간다.

3. 8회 반복한 다음, 반대쪽 발에서 똑같이 8회 시행한다.

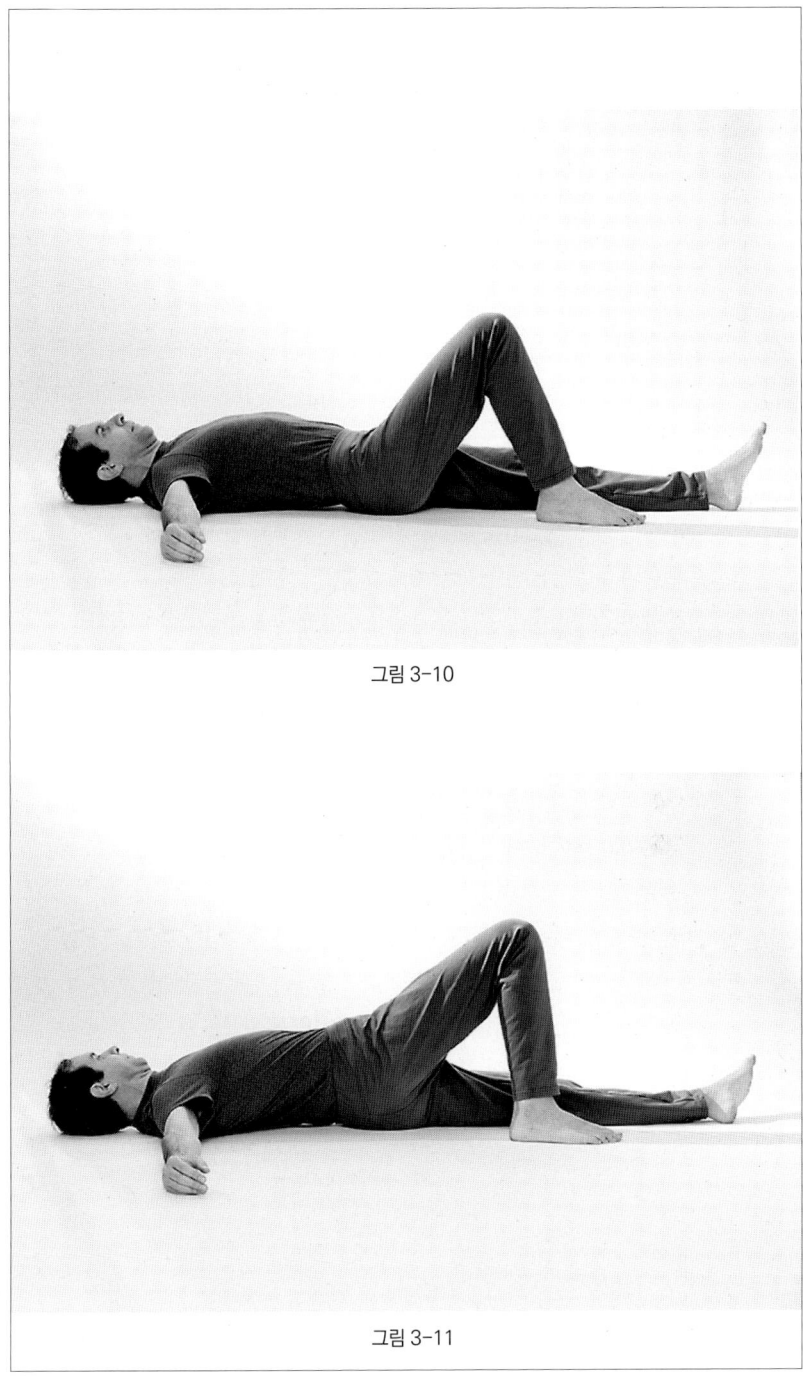

그림 3-10

그림 3-11

〈두 번째〉

1. 등을 바닥에 대고 누운 자세에서 양발을 모두 편다(그림 3-12).

2. 오른다리 전체로 바닥을 민다. 바닥은 움직이지 않기 때문에 다리가 아래로 많이 내려가지는 않는다. 하지만 이 동작을 할 때 허리 근육을 이완시키면 오른쪽 골반이 살짝 들리는 느낌이 난다. 이는 앞에서 무릎을 굽히고 했던 동작과 비슷하지만, 여기서는 무릎을 펴고 바닥을 눌렀기 때문에 골반이 최소한으로 움직인다(그림 3-13).

3. 이완한 다음 처음 자세로 돌아간다. 반대쪽 발에서도 똑같이 시행하면서 골반 왼쪽이 약간 올라갈 때의 느낌을 감지한다. 오른쪽과 왼쪽 다리로 바닥을 누르는 동작을 천천히 반복한다. 한 주기가 바뀔 때 몇 초 정도 쉰다. 각각 8회 반복한다.

감지 :

여기서 소개한 두 종류의 운동에서는, 무릎이나 하퇴의 근육보다는 엉덩이와 허벅지 위쪽 근육에 의해 어떤 움직임이 구동되는지 느껴본다. 허리의 근육이 충분히 이완되면 골반 한쪽이 위로 올라가면서 반대쪽으로 굴러가는 것도 감지한다. 엉덩이와 다리 근육에 의해 발이 지면을 누르는 것은 허리 근육이 긴장되어 누르는 것과는 다르다. 이 운동은 걸을 때 사용되는 근육과 골반의 움직임을 모방한 것이다.

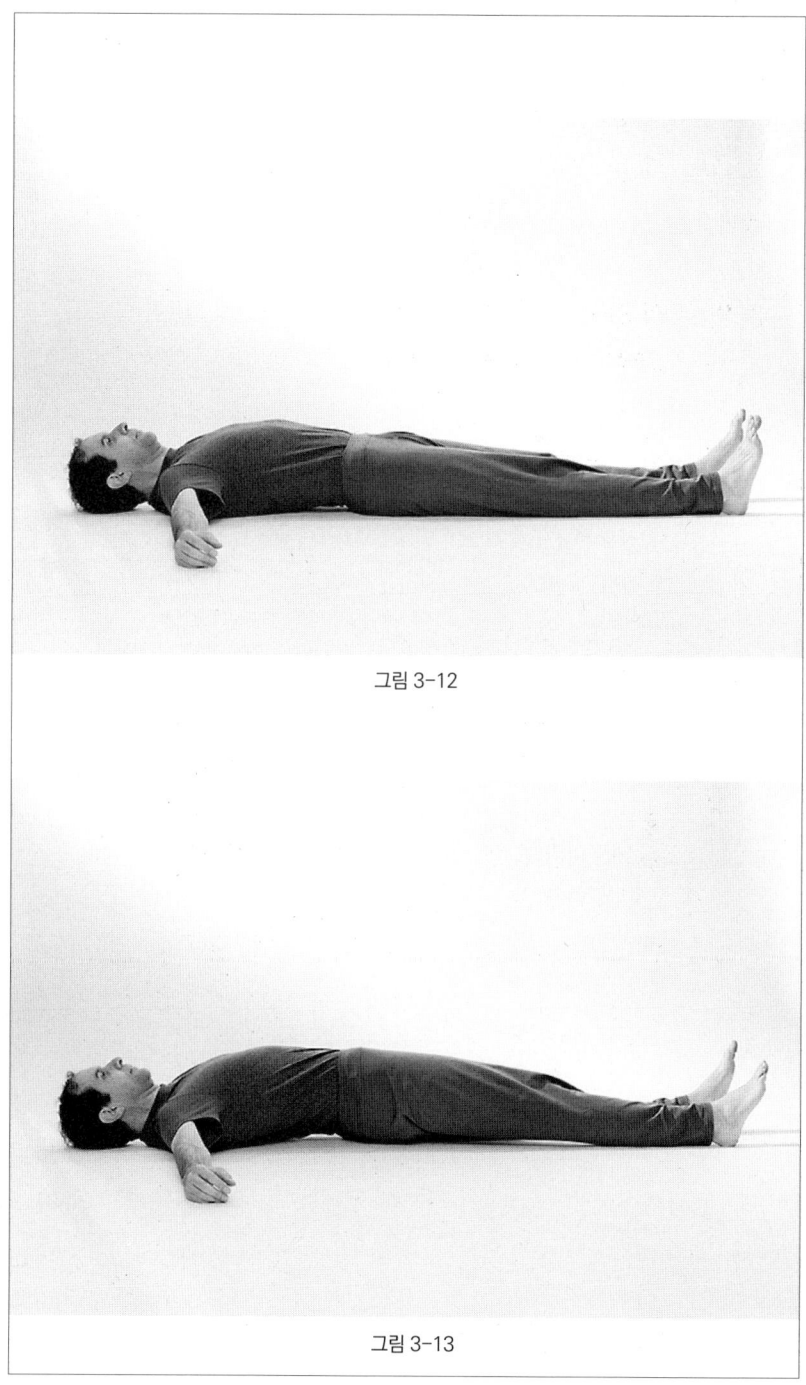

그림 3-12

그림 3-13

운동 20

선 자세에서 몸통 회전 1

준비 : 탐험 14, 16

목적 : 허리 근육을 이완시켰을 때 다리의 움직임에 의해 몸통이 쉽게 오른쪽이나 왼쪽으로 돌아갈 수 있게 한다.

자세와 동작 :

1. 오른무릎을 구부려 오른발을 의자 끝부분에 댄다. 왼다리는 약간 뒤쪽에서 쭉 편다. 양손은 허리에 댄다(그림 3-14). 이 자세에서 균형이 잘 안 잡히면 한 손으로 지지할 것을 잡는다.

2. 천천히 오른무릎을 편다. 이때 오른발은 같은 위치를 유지하고 왼다리도 그대로다. 오른다리가 펴지는 힘에 의해 몸통이 오른쪽으로 돌아가게 된다(그림 3-15). 회전이 잘 일어나게 하기 위해서는 허리 근육이 이완되어야 한다. 목도 이완하고 시선은 앞쪽을 향한다.

3. 오른무릎을 구부리면서 처음 자세로 되돌아온다.

4. 오른쪽에서 8회 반복한 다음, 다리를 바꿔서 8회 반복한다.

감지 :
　이 운동의 목적은 가능한 최소의 힘으로 골반을 좌우로 회전시키는 법을 익히는 것이다. 걸을 때 자연스럽게 일어나는 동작을 재현한 운동이다. 만일 골반이 움직이지 않으면 무언가 고정 요소가 있다는 의미이다. 이 경우 몸의 어느 부위에서 어떤 일이 일어나는지 좀 더 면밀히 감지해보라. 특히 허리 근육에 불필요한 긴장이 있다면 이완시키는 법을 배워라.

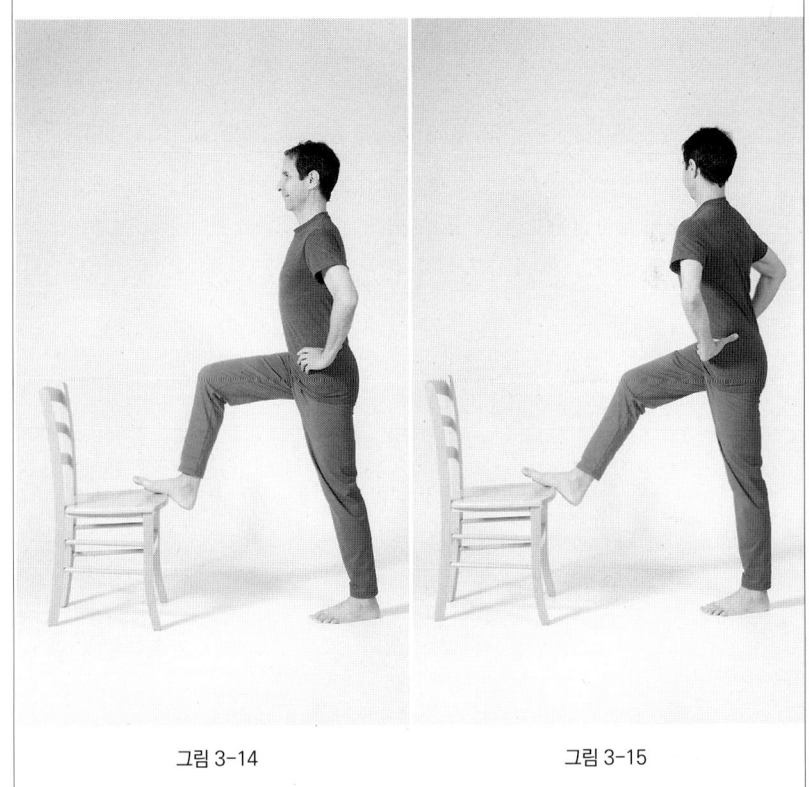

그림 3-14　　　　　　　　　　　그림 3-15

운동 21

선 자세에서 몸통 회전 2

준비 : 탐험 15

목적 : 걸을 때 사용되는 엉덩이 근육의 톤을 증진시킨다.

**자세와
동작 :**

1. 오른무릎을 충분히 굽혀 오른발이 지면에서 떨어지게 하고, 왼발로 지탱하며 선다. 왼손으로는 의자나 벽을 잡고 균형을 유지한다(그림 3-16). 몸통을 오른쪽으로 돌린다.

2. 그런 다음 왼발, 왼다리, 그리고 왼쪽 엉덩이 근육을 활용하여 몸통을 왼쪽으로 돌린다. 이때 왼발은 지면에 고정되어 있다. 왼무릎은 곧게 펴지만 지나치게 과신전시키지는 않는다. 몸통을 돌린 후엔 왼쪽 사선 방향을 바라본다. 운동을 하는 도중에 왼무릎과 발은 정면을 향하고 있어야 한다(그림 3-17).

3. 천천히 처음 자세로 돌아온다. 이 동작을 8회 반복한다. 반대쪽에서도 똑같은 동작을 8회 반복한다.

4. 8회 반복한 다음에 동작이 어렵지 않게 느껴지면, 균형을 유지해주는 의자나 벽을 잡지 말고 똑같은 동작을 해본다. 이 운동이 유용하다고 느끼면 한두 세트 정도 더 한다. 한 세트는 8회다.

감지 :

    서 있는 다리의 엉덩이 근육에 의해 반대쪽 골반이 움직이는 것을 감지한다. 이 동작을 할 때 서 있는 다리의 발바닥이 지면을 누르는 느낌을 확인한다. 다리 근육이 활용될 때 발바닥으로 지면을 잡는다. 결국엔 어디에도 지탱하지 않고 이 동작을 할 수 있게 될 것이다.

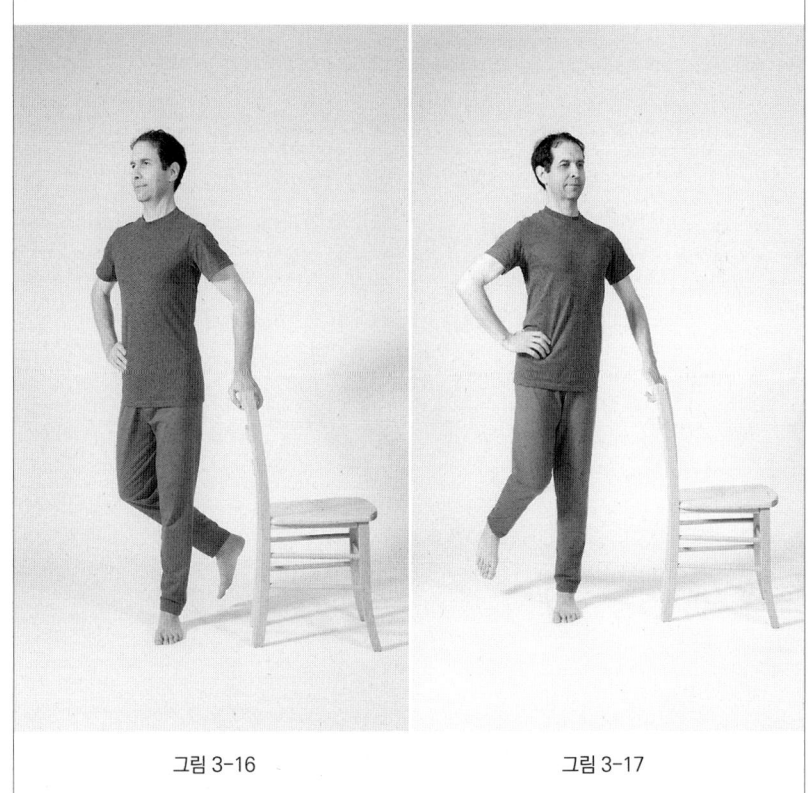

그림 3-16   그림 3-17

운동 22

선 자세에서 몸통 회전 3

준비 : 탐험 15 ~ 17

목적 : 한쪽의 엉덩이와 허벅지 근육에 의해 몸통이 반대 방향으로 회전하는 것을 느낀다.

**자세와
동작 :**

1. 스툴을 벽 근처에 놓는다. 왼발을 바닥에 대고 선 자세에서, 오른 무릎을 굽혀 정강이가 스툴 위에 닿게 한다. 이때 등은 벽을 향하고, 오른쪽 발바닥은 벽에 닿는다(그림 3-18).

2. 왼다리는 가만히 있으면서 오른쪽 다리와 엉덩이 근육을 활용해 오른발로 벽을 민다(그림 3-19). 이때 몸통이 왼쪽으로 돌아가는 것을 느낀다. 오른발로 벽을 몇 초간 계속 민 후 처음 자세로 되돌아온다.

3. 8회 반복한 다음엔 발을 바꿔서 8회 반복한다.

감지 :

엉덩이와 허벅지 뒤쪽 근육이 작용하여 다리를 벽으로 밀고, 그 힘에 의해 몸통이 회전하는 것을 감지한다. 여기서 사용된 근육이 걸을 때 몸을 앞으로 밀어준다. 허리 근육에 별다른 힘이 들어가지 않고도 몸통이 회전되는 느낌을 감지한다.

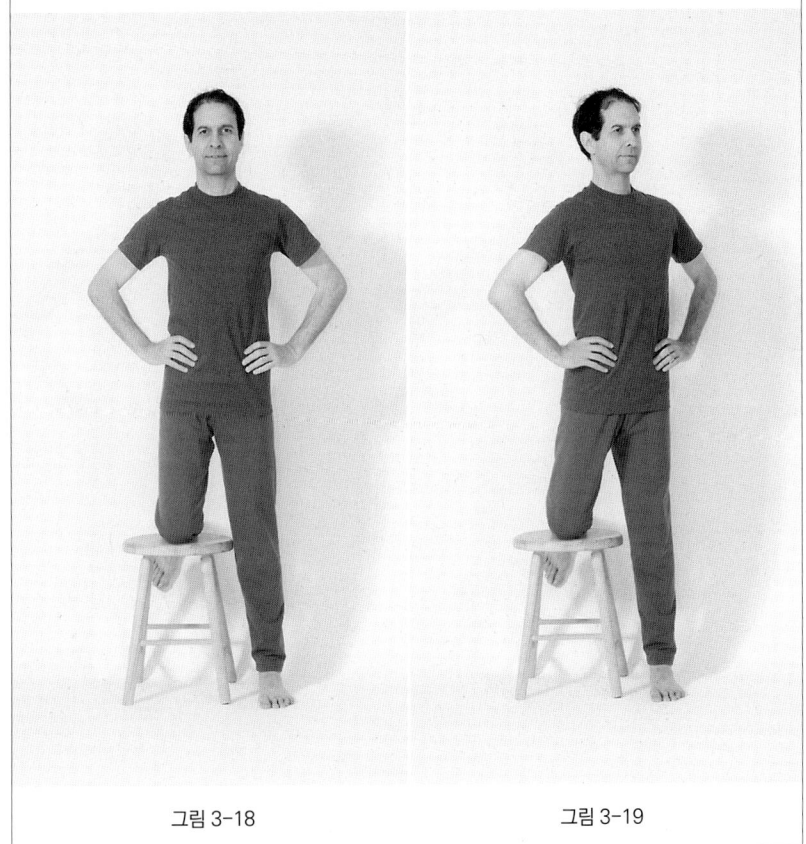

그림 3-18   그림 3-19

epilogue

저자 후기

여러분은 이제 자신의 앉기, 서기, 걷기 패턴을 발전시키는 길에 들어섰다. 근육재훈련요법은 원래 지니고 있던 내적인 신체 능력을 방해하고 있던 잘못된 자세 습관과 비기능적 움직임패턴을 제거하는 것이 목표다. 이 책을 통해 여러분은 지나치게 긴장된 근육을 이완시키고, 비활성화된 근육을 깨우고, 좋은 신체 정렬을 되찾아 편안하게 움직이는 법을 배울 수 있을 것이다.

신체 정렬을 개선시키는 방식은 다양하다. 따라서 반드시 지켜야 할 절대적인 순서 규칙은 없다. 예를 들어, 어떤 사람은 목을 이완시키고 머리를 바르게 움직이는 법을 먼저 배우고 나서 좋은 결과를 얻을 수 있고, 또 어떤 사람은 허리 근육을 이완하고 골반을 움직이는 법을 배우고 나서 최상의 결과를 얻기도 한다. 하지만 내가 가르쳤던 대부분의 사람들은 앉는 법을 먼저 배운 후 서는 법을 배우고, 그 다음에 걷는 법을 배웠을 때 빠르고 쉽게 자신의 문제를 해결했다. 이 책은 그러한 순서대로 배열되어 있다. 하지만 순서대로 수련해 나가다 익히기 어려운 탐험이나 운동을 접하면 좀 더 쉽고 편안한 동작을 먼저 시작하는 편이 낫다. 전혀 와 닿지 않거나 또는 별다른 성과가 안 생기는 동작은 그냥 넘어가도 된다.

개인적으로 고객들에게 치료를 해줄 때의 나의 목표 중 하나는, 그들이 통증 없이 자연스럽게 걷게 하는 것이다. 사람들은 서 있을 때의 자세 습관을 유지한 채로 걷는다. 그래서 걷는 법을 가르치기 전에 직립정렬 자세에 대해 알려준다. 걷는 것은 생리적인 측면과 심리적인 측면 모두에서 중요하다. 내가 치료했던 고객들 중, 이 책에서 제시한 걷기 기법을 자신의 다리와 몸통을 통해 구현하고 있던 사람은 거의 없었다. 여기서 소개한 걷기 기법이 제대로 체화되기 위해서는 척추 주변 근육이 이완되어야 한다. 걸을 때 여전히 허리에 긴장이 많다면 새로운 걷기 기법을 배워도 별다른 성과를 얻지 못할 수도 있다. 척추 주변 근육이 이완된 상태에서 제대로 걷게 되면, 걷는 것 자체가 운동이 되고, 마음을 고요하게 해주며, 몸 전체 근육을 이완시키는 치료제가 된다. 여기서 제시한 걷기 기법은 모든 사람들이 활용할 수 있다. 그러니 다 배운 후에는 밖으로 나가 걸어라.

많은 이들이 나에게 하루 종일 앉아서 지내는 데 불편함을 느낀다고 호소한다. 앉아서 하는 직업을 갖고 있으니 그럴 수밖에 없다. 내 생각에 인체는 의자에 오랜 시간 앉아서 지내는 것에 싫증을 느끼는 것 같다. 이는 의자에 앉아서 생활하면 몸의 움직임이 줄어들어 신경계 자극이 매우 적어지기 때문이다. 마음이 어딘가에 경도되어 있고, 몸이 고정된 자세에 싫증을 느끼면 자세는 쉽게 붕괴된다. 이는 1장에서 이미 다루었다. 예를 들어, 책을 쓰면서 생각을 좁혀 한곳에 집중하는 업무에 빠져 있으면, 몸과 주변 공간에 대한 인지가 떨어진다. 이 상태로 오랜 시간을 집중하는 것은 자연스럽지 못한 일이다. 하지만 많은 이들이 이러한 삶을 정상적인 것으로 여기고 살아간다. 만일 당신이 컴퓨터 앞에 앉아서 오랜 시간을 보내야 한다면, 한두 시간에 한 번 정도는 쉬어라. 일어서서 주변을 걸어보고, 창을 열어 가능한 먼 곳을 바라보라. 이렇게 몇 분 정도라도 의식적으로 시야를 넓혀주면 눈이 이완될 것이다.

사무실 책상에 앉으면, 이 책에서 배운 앉기 탐험을 시작하라. 의자에 앉으면 골반의 중립자세를 되찾는 법을 상기시키며 몇 분 동안 앉기 운동을 해보라. 그런 다음 컴퓨터를 보면서 눈을 이완시킨다. 나는 레스 페미Les Fehmi 박사의 작업이 시각 또는 정신 집중력을 지나치게 협소하게 쓰는 습관이 있는 사람들에게 도움이 된다는 사실을 발견했다. 그는 『오픈포커스 브레인The Open Focus Brain』이라는 책에서 협소한 집중력의 위험성에 대해 놀라운 설명을 한다. 또 조금 더 이완되고 열린 집중open attention을 할 수 있는 정신운동을 소개한다.

나는 몸, 마음, 그리고 정신이 분리되지 않았다는 사실을 설명할 때 이 책의 내용을 고객들에게 여러 차례 언급한 적이 있다. 이를 통해 자신의 몸과 마음이 분리되었다고 착각하는 많은 이들에게 도움을 주었다. 난 여기서 조금 더 나아가 몸, 마음, 그리고 정신이 서로 같은데, 관점에 따라 달리 보인다고 말하고 싶다. 이 셋을 모두 합치면 바로 "당신"이다. 내가 하는 말의 의미를 이해할 수 있도록 예를 들어보겠다. 먼저 테이블에 사과가 하나 놓여있다고 상상해보자. 네 명의 사람이 사과에 대해 설명한다. 한 명은 그냥 사과 하나를 봤다고 말하고, 두 번째 사람은 둥글고 빨간 사과를 봤다고 한다. 세 번째 사람은 작은 구형 공간 안에서 돌아가는 사과 파편을 보았다고 하고, 네 번째 사람은 특수한 냄새를 맡고 달콤한 맛을 보았다고 말한다. 이들이 묘사하는 것은 똑같은 사과이다.

비슷한 이치로, 몸, 마음, 그리고 정신은 인간을 기술하는 세 가지 방식일 뿐이다. 각각의 단어는 끊임없이 상호작용하는 인간의 서로 다른 차원을 정의한다. 몸, 마음, 정신은 같은 공간에 존재하며 서로가 서로에게 침투되어 있다. 이러한 설명은 인간을 분리해서 보는 전통적인 방식보다 좀 더 현실적이다. 특히, 다른 이들이 스스로 자신의 몸에 대해 잘 느낄 수 있도록 도움을 주고 싶은 사람이라면, 마음이나 정신이 몸과 항상 겹쳐 있다고 간주하는 편이 훨씬 낫다. 이게 바로 앉기, 서기, 걷기 탐험을 할 때 당신이 자신의 감각과 느낌에 대해 집중해야하는 이유이다.

이 책에 나온 운동을 통해 많은 이들의 통증이 감소되었다. 그들이 도움을 받은 이유 중 하나는 바로 여기서 다루는 기법이 물리적인 몸이라는 믿을만한 기반을 다루기 때문이다. 이보다 더 고차원적인 이유는, 바로 여기서 소개한 동작들이 전체적으로 몸의 정렬을 바르게 해준다는 점이다. 이 책에서 소개한 기법들을 통해 여러분은 자신의 몸, 마음, 정신이 서로 연결되어 정렬되는 경험을 하게 될 것이다. 내가 소개한 접근 방식을 받아들이는 사람은 그렇지 못한 사람들보다 좀 더 빠르고 온전하게 통증에서 탈출했다. 이는 단순히 우연의 일치가 아니다. 자신의 감각, 사고, 그리고 느낌이 끊임없이 상호작용하고 있다는 열린 관점을 지니게 되면, 몸의 세포가 이에 반응한다. 이런 열린 관점을 견지하면 이완, 치유, 그리고 생명력이 인체 내에서 가장 잘 활성화될 수 있도록 내부 환경을 조성할 수 있다.